护理概论

（供护理、助产专业使用）

主　编　文安华

副主编　彭　晶

编　者　文安华（井冈山大学护理学院）

彭　晶（井冈山大学护理学院）

涂美艳（井冈山大学护理学院）

余美珍（景德镇市卫生学校）

钟　菲（赣州市卫生学校）

第二军医大学出版社

内容简介

《护理概论》是护理、助产专业重要的专业基础课程，为学习护理专业的启蒙教材。本教材编写的指导思想在于全面提高学生的综合职业素质，内容涵盖了当前先进的护理基础理论知识，包括护理学的发展史，护士的素质、角色和行为规范，护理学的基本概念和护理理论，护理程序，护理伦理，护理与法，护患间沟通，病区护理管理等章节，涉及面广，编写精炼，反映了护理学科的理论发展现状，体现科学性和实用性，适用于护理、助产专业师生学习使用。

图书在版编目(CIP)数据

护理概论/文安华主编. —上海：第二军医大学出版社，2010.1

ISBN 978-7-81060-988-3

Ⅰ. ①护… Ⅱ. ①文… Ⅲ. ①护理学—教材 Ⅳ. ①R47

中国版本图书馆 CIP 数据核字(2009)第 217836 号

出 版 人 石进英
责任编辑 单晓巍

护 理 概 论

主编 文安华

第二军医大学出版社出版发行

上海市翔殷路 800 号 邮政编码：200433

电话/传真：021-65493093

http://www.smmup.cn

全国各地新华书店经销

南通印刷总厂有限公司印刷

开本：787×1092 1/16 印张：11 字数：270 千字

2010 年 1 月第 1 版 2010 年 1 月第 1 次印刷

印数：1～4 000 册

ISBN 978-7-81060-988-3/R·804

定价：21.00 元

前言

《护理概论》是护理、助产专业的一门重要专业基础课。本教材在现代教育理论与教学观的指导下，以培养具备综合职业素质的护理人才为目标，阐述了现代护理的基础理论知识，为学生今后在其专业实践中应用这些知识奠定扎实的理论基础，同时注重培养学生学会独立思考，用科学的思维方法分析问题、解决问题，以及培养其创新能力。本教材注重与全国护士执业考试复习大纲内容相衔接，因此本教材的使用除了能帮助在校学生完成和加强护理理论基础知识的学习，还为学生顺利通过全国护士执业考试奠定了基础。

全书共分8章，内容包括护理学的发展史，护士的素质、角色和行为规范，护理学的基本概念和护理理论，护理程序，护理伦理，护理与法，护患间沟通，病区护理管理等，反映了护理学科的理论现状，体现了现代护理理念及护理学科多元化融合的特点。

在教材编写过程中，我们参考和吸收了许多相关教材和资料，但因水平有限，书中难免存在不足和疏漏之处，在此恳请同行、专家和读者批评指正。

编　者

2009年10月

目　录

第一章 护理学的发展史

学习目标

1. 简述护理学的发展历程。
2. 叙述南丁格尔对护理工作的贡献。
3. 概述我国护理学的发展。

护理学是一门以自然科学与社会科学为理论基础，研究有关预防保健、治疗疾病及康复过程中护理理论、知识、技术及其发展规律的综合性应用科学。护理学的研究内容、范畴与任务涉及影响人类健康的生物、心理、社会等各个方面，通过应用科学的研究方法对护理对象进行整体认识，揭示护理的本质及规律。从19世纪南丁格尔创立护理学至今，已有100多年的历史，在这漫长的历史进程中，护理学的知识体系、服务手段、服务范畴等方面已发生了很大变化，然而惟一不变的是护理的本质和宗旨——满足民众对健康的需求。

第一节 护理学的形成和发展

护理学的形成和发展与人类文明、科学的进步息息相关。学习护理学的发展历史，可以了解护理学的过去、现在和将来，从而促进护理学科的完善和发展。

一、西方护理学的形成和发展

护理学是最古老的艺术，最年轻的专业。护理作为人类生存的需要，可以追溯到原始社会，其发展经历了自我护理、家庭护理、宗教护理、职业护理。护理作为一门专业是在19世纪中叶形成的，经过前辈们的不懈努力，逐渐发展成为一门独立的学科。护理学的形成和发展经历了漫长的历史时期，不同的时期由于时代及历史背景的不同而有不同的护理特色。

（一）古代护理（以自我护理、家庭护理为主）

在古代，人类生存条件十分恶劣，要经受猛兽的伤害和恶劣自然环境的摧残，护理是人们谋求生存的本能和需要。人类为了自我保护，在斗争中积累了丰富的生活和生产经验。如火的应用，使人逐步认识到烧热的石块、砂土不仅可以局部供热，还可以消除疼痛。当人类社会发展至母系氏族公社时代，氏族内部分工，男子狩猎，妇女负责管理氏族内部事务，采集野生植物，照顾老、幼、病、残者。护理象征着母爱，初始的家庭和自我护理意识成为抚育生命成长的摇篮，它伴随着人类的存在和人类对自然的认识而发展。医护为一体是古代护理的特点之一。

古代护理的另一个特点是受宗教影响至深。在东方佛教、西方基督教支配下，救护病残者成为宗教的慈善事业。僧人、修女治疗、护理患者，主要以怜悯、施恩的人道主义精神照顾患者，这是护理工作的雏形，使护理工作一出现就有良好的声誉。这个时期由于应用科学技术是有限的，因此没有真正意义上的护理。正是由于历史的局限性，15 世纪以前的护理只能是以一种劳务的方式存在，处于家庭护理、经验护理阶段。

古代文明历史中对后世影响较大的医护记载有：埃及的查脱医生提出的王室尸体的埋葬法——防腐保存法，即木乃伊制作，为尸体进行防腐和包裹处理，标志着绷带包扎术的创始；希腊的医学之父希波克拉底创造了“体液学说”，他认为从事医疗的人应以观察、诊断、记录等方法探求疾病的病因，然后对症治疗。印度《佛陀经》中记载了多种疾病的治疗，要求人们有良好的卫生习惯（如每日刷牙、按时排便和洗澡等）的论述。

（二）中世纪和文艺复兴时期（以宗教护理、医院护理为主）

中世纪的护理发展主要以宗教及战争为主题。当时由于战争频繁，疾病流行，形成对医院和护士的迫切需求，对护理工作的发展起到了一定的促进作用。护理逐渐由“家庭式”转向了“社会化和组织化的服务”，形成了宗教性、民俗性及军队性的护理社团。许多国家修建了数以百计的大小医院。当时医院条件很差，担任护理工作的多为修女。缺乏护理知识和设备，加上宗教的束缚和影响，对患者主要靠祈祷和斋戒来拯救灵魂，并不真正致力于提高医疗护理水平，因此当时的护理工作多限于简单的生活照顾。

文艺复兴时期，西方国家又称之为科学新发展阶段，在医学领域出现了许多著名的先驱者。1954 年比利时医生安德烈·维萨里出版了第一部《人体结构》。1628 年英国医生哈维发表了著名的《心血运动论》，提出了血液循环的原理，从此近代医学开始朝着科学的方向发展。但此时护理的发展大大落后于迅猛发展的医学科学，而处于停滞阶段。期间长达 200 年，被称为是护理史上的黑暗时代。主要原因有 3 个方面：①由于受重男轻女世俗的影响，妇女得不到良好的教育，缺乏文化和专门训练，使护理质量不高。②宗教腐败，医院停办，修女、修士被迫离开医院，导致患者无人照顾。③工业革命改变了人们的价值观。工业革命虽然促进了经济的繁荣，但同时也增强了人们的拜金意识，削弱了其爱心、奉献及自我牺牲精神，从事护理工作仅为谋生手段，缺乏工作热情，服务态度恶劣，护理工作陷入瘫痪的状态。

（三）19 世纪中叶（近代护理学的诞生）

19 世纪，随着护理需求的增加，护理工作地位也有所提高。1836 年，牧师西奥多·弗里德尔（Theodor Fliendner）在德国开赛维慈创办了护理培训班，招收年满 18 岁、身体健康、品德优良的妇女，给予专门的护理训练。这是世界上第一个较为正规的护士培训班。弗罗伦斯·南丁格尔（Florence Nighitingle）曾在此接受过训练。19 世纪中叶，南丁格尔开创了科学的护理事业，被尊为护理的创始人。这是护理工作的转折点，也是护理真正走向专业化的开始。

二、现代护理学的发展历程

自南丁格尔正式创建护理专业以来，护理学得到了不断的发展。根据护理实践和理论的研究，护理主要经历了 3 个发展阶段。

（一）以疾病为中心的护理阶段（1860 年至 20 世纪 40 年代）

此阶段出现于现代护理发展的初期。随着医学科学逐渐摆脱了宗教和神学的影响，医学科学得到了快速的发展，但对疾病的认识还十分局限，认为只有生物学的原因才会引起疾病，一切医疗活动都以治疗疾病为目的。

此期的护理特点是护理已成为一项专门的职业，护士从业前须经过专门的训练。护理学尚未形成自己的理论体系，但已在实践中形成了一套较为规范的疾病护理常规及护理技术常规。护理从属于医疗，护士被看作是医生的助手。护理工作的主要内容是执行医嘱和护理常规。护理关心的只是人体的局部病灶，忽视人的整体性，不能从生物、心理、社会多个层次提供患者健康需求。护理教育类同于医学教育课程，涵盖较少护理内容。护理研究领域十分局限，束缚了护理专业的发展。

（二）以患者为中心的发展阶段(20 世纪 40～70 年代)

随着科技的发展及人们生活水平的不断提高，人们对健康与疾病的认识发生了很大的改变，开始重视社会、心理因素及生活方式对健康与疾病的影响。1948 年，世界卫生组织(WHO)提出了新的健康定义："健康不仅仅是没有躯体疾病，还要有完整的生理、心理状态和良好的社会适应能力。"新的健康观，为护理提供了广阔的研究领域。1955 年，美国护理学者莉迪亚·海尔首次提出了"护理程序"这一概念。1977 年，美国医学家恩格尔提出"生物-心理-社会"医学模式，这一新的医学模式对所有与健康相关的专业都产生了深远的影响。护理从"以疾病为中心"转变为"以患者为中心"的模式。

此期的护理特点是强调护理是一个专业，护理人员是医疗保健队伍中的专业人员。医护双方是合作伙伴关系，护士不再是单纯被动地执行医嘱和护理操作，而是按照护理程序对患者实施整体护理。护理的主要对象是住院患者，工作场所局限于医院。护理研究内容仍局限于患者的康复，未涉足群体保健和全民健康领域。护理教育摆脱了类同医学教育课程的模式，建立了以患者为中心的护理教育模式。护理学通过吸收相关学科的理论及自身实践和研究，逐步形成了独立、完整的理论体系和实践内容。

（三）以人的健康为中心的护理阶段(20 世纪 70 年代至今)

医学科技日新月异，使细菌性疾病得到了很好的控制，但与人的行为、生活方式有关的疾病如心血管疾病、恶性肿瘤、心理疾病等逐渐成为威胁人类健康的主要问题。疾病谱的变化，促使人们的健康观念发生转变，享有健康成为每个公民的基本权利。1977 年，WHO 提出"2000 年人人享有卫生保健"的战略目标，对护理的发展起到了极其重要的作用，促使护理向"以人的健康为中心的护理"转变。

此期的护理特点是护理学成为现代科学体系中一门以自然科学与社会科学为理论基础的、为人类健康服务的一门独立的综合性应用学科。护士不仅要关注患者的健康恢复，而且要关注所有人的潜在的健康问题，护士将成为向社会提供初级卫生保健的最主要力量。护理的目标不仅是满足患者生理上的需求，还着眼于患者心理的平衡、社会的适应。护理工作对象从个体扩展到社会群体，工作场所由医院扩展到家庭和社区，工作范畴由对患者的护理扩展到对人生命全过程的护理。凡是有人的场所，就需要护理服务，护理工作将在预防、治疗、保健、康复、计划生育、健康教育、健康促进等多学科领域中得到快速发展。

第二节 南丁格尔对近代护理学的贡献

一、南丁格尔生平

弗罗伦斯·南丁格尔(1820—1910 年)，英国人，1820 年 5 月 12 日诞生于父母旅行之地——意大利的弗罗伦斯，她父母以此城为名为她取名。南丁格尔是名门之女，从小受到良好的教育，曾就读于法国巴黎大学。她博学多才，精通多国语言，博览群书，通晓历史、哲学、数学，信仰宗教，擅长音乐与绘画。她从少女时代就表现出很强的慈爱心，乐意关心和照顾邻里的患者。年青时代由于常协助父亲的老友（一位医生）精心护理患者，逐渐对护理工作发生了兴趣。她曾到德国、法国、希腊等地考察这些国家的医院和慈善机构，充实阅历，此后更坚定立志于护理事业的决心。她自学了许多有关护理知识，积极参加医学社团讨论关于社会福利、儿童教育和医院设施的改善等问题。在慈善事业的实际活动中，她深深地感到社会十分需要训练有素的护士。

1850年，她力排众议，说服母亲，慕名去了当时最好的护士培训基地——德国开赛维慈，以后又去了爱尔兰护理团、巴黎慈善护理团等处学习，最后回到伦敦。她将所学到的知识运用于护理活动中，并将这些经验体会整理成书出版，强调了护理教育的必要性。

1853年南丁格尔担任一所私人看护所的管理职务，开始施展她的抱负。她采取了许多措施，令当时的人叹为观止，如采用患者召唤拉铃、在厨房设置绞盘以运送膳食给患者等。她认为护士除救治患者外，还要做到病房空气新鲜、环境舒适整洁，做好生活护理、饮食护理、增加营养等，并提出了具体要求和标准。她还十分重视心理方面对患者的影响，甚至要求社会工作者、牧师和管理人员共同配合做好患者的护理工作。她在工作中表现出非凡的能力，大家对她都言听计从。

1854—1856年，英、法、俄之间爆发克里米亚战争，当时英国的战地医院管理不善，条件极差，缺乏护理，报纸揭露在前线浴血奋战的英国士兵由于得不到合理照料，病死率高达50%。南丁格尔获悉后，向陆军大臣提出请求，由她率领38名护理人员奔赴前线，救护伤病员。当时的英国由于受宗教和社会的成见，一直反对在医院特别是战地医院中有女护士出现。南丁格尔顶住前线医院工作人员的抵制和非难，掌管医院护理工作，凭着理想与抱负，在前线独自开拓护理工作。南丁格尔拿出自己的积蓄为医院添置药物和医疗设备，并重新组织医院，重点改善伤员的生活环境，积极做好清洁消毒工作，整顿手术室、食堂和化验室，很快改变了战地医院的面貌。她千方百计创造条件改善膳食，增加伤病员的营养，建立了阅览室和游艺室等调剂士兵的生活，积极倾听伤病员的意见，尽量满足他们的要求，抽空给伤病员写家信，使全体伤病员获得精神上的慰籍，从而加速了疾病康复和伤口愈合。6个月后，战地医院发生了巨大的变化，伤员病死率下降到2.2%。这种奇迹般的有目共睹的护理效果震动了全国，使护理工作的重要性为人们所承认，同时改变了英国朝野对护士们的评价，并提高了妇女的地位，开辟和创建了一个崇高的职业。

南丁格尔在克里米亚战场士兵中成了传奇式的人物，士兵们出于对她的感激，称她为“提灯女神”和“克里米亚天使”，并把她的业绩写成诗歌，传颂到民间各地。英国人把她看作是英国的骄傲，为她在伦敦树立了铜像，并把她的大半身像印在英国10英镑纸币的背面（正面是英国女王伊丽莎白二世的半身像）。1907年，南丁格尔获得英国政府授予的最高国民荣誉勋章。英国政府还授予南丁格尔巨额44 000英镑奖金，但她把政府表彰她献身精神和伟大功绩的奖金全部用于了护理事业。

经过战场护理实践，南丁格尔认为护士必须接受严格的科学训练。1860年她在圣托马斯医院创建了世界上第一所正式护士学校，使护理由学徒式的教导成为一种正式的学校教育。南丁格尔护士学校以传授科学的专业知识和培养高尚的品德为主，对学生有严格、具体的要求。学校毕业的学生后来成为护理骨干，纷纷在各地开展护理工作，兴办护士学校，极大地推进了当时护理工作快速发展。

南丁格尔一生中写了大量的笔记、书信、报告和论述，其中最有名的是《护理札记》和《医院札记》，这两本书迄今仍有指导意义。

南丁格尔献身于护理事业，终生未嫁，于1910年8月13日在睡眠中溘然长逝，享年90岁。为了纪念她的成就，1912年，国际护士会(ICN)倡仪各国医院和护士学校定于每年5月12日南丁格尔诞辰日举行纪念活动，并将5月12日改为国际护士节，以缅怀和纪念这位伟大的女性。1912年，国际红十字会组织在伦敦大会上首次颁发南丁格尔奖，旨在表彰由各国推荐的忠诚于护理事业，并为之作出贡献的优秀护士。该奖作为护士的最高荣誉，每两年举行一次授奖仪式。通过南丁格尔奖的颁发，加强了护士的国际交往，提高了全社会对护理工作的重视。

二、南丁格尔对护理学的主要贡献

南丁格尔被誉为近代护理教育的创始人和护理学的奠基人，并列为世界伟人之一，她对护理事业的献身精神已成为世界各国护士的楷模。南丁格尔对护理学的主要贡献有：

(一) 不顾众议，说服父母，终生从事护理事业

英国当时医疗水平落后，加上国力衰微，战争频发，医院几乎就是不幸、堕落、邋遢、混乱的代名词，没有一个有身份的人会去做护士。南丁格尔的家庭非常富有，她的父母希望她发展文学、音乐才能，跻身上流社会，早结良缘，继承家业，极力反对她做护士，认为有损家庭荣誉。然而做一名好护士，是她生平的惟一夙愿。封建意识、社会影响未能动摇她做护理工作的决心。她也曾收到过爱情的橄榄枝，但她无意于婚姻，在主妇、文学家、护士三者之中，她选择了护士。她说："我注定是个漂泊者。为了我的使命，我宁可不要婚姻，不要社交，不要金钱。"南丁格尔女士以其最高尚的奉献精神把一生献给了护理事业。

(二) 改革军队的卫生保健工作，使伤员病死率从50%下降到2.2%

在克里米亚战场，南丁格尔冲破军事当局的重重障碍，克服种种困难，夜以继日地为伤病员护理。她以身作则，亲身实践，并建立了护士巡视制度，每天夜晚她总是提着油灯巡视病房，一夜巡视的路程在7千米以上。她在克里米亚短短的半年时间内，将士兵的病死率由原来的50%下降到2.2%，并将克里米亚的成功护理实践经验进行精辟论述，如注重环境对疾病的影响、提出心理护理的理念等，形成了护理学知识体系的雏形，奠定了近代护理理论基础。

(三) 致力创办护士学校，发展护理教育

圣多马斯医院成立于1213年，在英国久负盛名。该院与其他医院的不同之处在于其从来不受宗教的控制。1860年南丁格尔选择在这所医院创建"南丁格尔护士训练学校"，这是被后人认为的世界上第一所正规护士学校。南丁格尔认为护理教育的重要意义在于让社会上都知道护理工作是一种"技术"，并把它提高到"专门职业"的地位。南丁格尔在办学上对精选学员、学校管理、课程安排、实习和评审成绩都有明确规定，并正式建立了护理教育制度。她不但重视护理教育，将护理实践教育作为护士职业的主要内容，而且十分重视护士的品德教育。"南丁格尔护士训练学校"的课程和组织管理成为欧亚大陆上许多护士学校的模式。

(四) 著书立说，阐述其基本护理思想

南丁格尔著有100余篇论文，其中最有名的是《护理札记》和《医院札记》。1858年南丁格尔完成《医院札记》，此书对医院建筑与医院管理提出革命性理论；1859年出版了《护理札记》，她以随笔的方式阐明了自己的护理思想及对护理的建议，如阐述了环境、个人卫生、饮

食等对服务对象的影响。这两本书多年来被视为各国护士必读的经典护理著作。

自南丁格尔办学至今已有150年，期间护理事业不断发展。21世纪的护理学虽与南丁格尔创立的护理学已大不相同，但是，南丁格尔对护理工作的认识和改进以及独到见解在当时和现在，仍有深远的影响与指导作用。

相关阅读

南丁格尔的小事迹

1854年8月，伦敦郊区贫民窟发生霍乱，南丁格尔不顾个人安危，志愿参加紧急救护工作。她在医院里照料垂死患者，终日奔忙，不少人在她怀抱中死去。卡斯凯尔夫人对南丁格尔的义行推崇备至，因为她亲自体会和感受到了南丁格尔的奉献精神，她这样描述："她身材高挑，消瘦修长；一头棕色茂密的短发；肤色白细；灰色的眼睛闪现着忧郁、消沉的神色，但有时却流露出快乐的波光，真是令人难忘；她的牙齿美丽整齐，笑起来甜美无比。头上蒙着一条长的柔软发巾，沿着发角扎起来，使她白静的瓜子脸儿被衬托得更为美丽。她经常穿一件黑丝质料的长衫，外加一件黑色披肩，给人一种雍容高雅、落落大方的印象……"

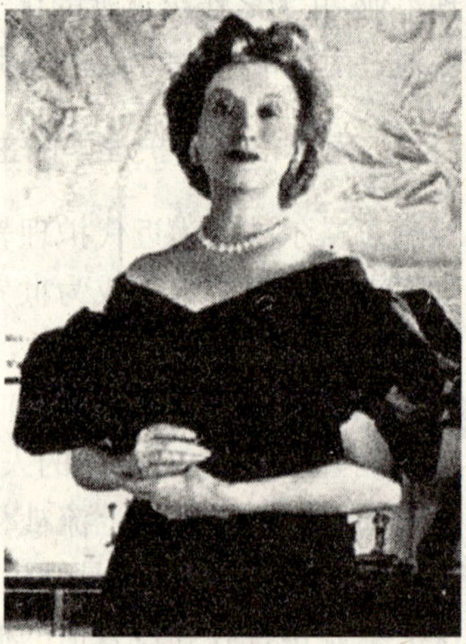

南丁格尔

南丁格尔奖

1912年设立的南丁格尔奖章是国际护理界的最高荣誉奖。它是以护理事业的创始人和现代护理教育的奠基人弗洛伦斯·南丁格尔的名字命名的。南丁格尔奖是红十字国际委员会为表彰在护理事业中作出卓越贡献人员所设置的最高荣誉奖。南丁格尔在1854—1856年的克里米亚战争中首创了护理工作先河。她将个人的安危置之度外，以人道、博爱、奉献的精神为伤兵员服务。1907年国际红十字组织在第八届国际红十字大会上设立南丁格尔奖，1912年在华盛顿举行的第九届国际红十字大会上首次颁发。该奖每2年颁发一次，每次最多50名。

【南丁格尔奖章】 南丁格尔奖章是镀银的。正面有弗罗伦斯·南丁格尔肖像及"纪念弗罗伦斯·南丁格尔，1820—1910年"的字样。反面周圈刻有"永志人道慈悲之真谛"，中间刻有奖章持有者的姓名和颁奖日期，由红白相间的绶带将奖章与中央饰有红十字的荣誉牌连接在一起。同奖章一道颁发的还有一张羊皮纸印制的证书。

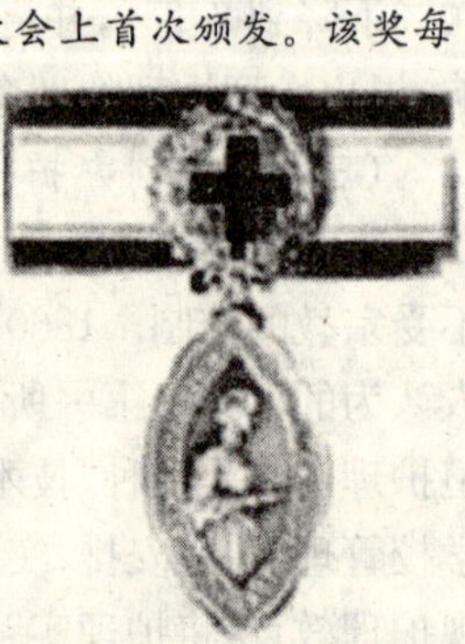

南丁格尔奖章

【中国获南丁格尔奖情况】 中国红十字会从1983年第29届国际红十字大会起向红十字国际委员会推荐南丁格尔奖人选。截至2009年，共有54人获得了这个国际护理界的最高奖。最多的一届为2003年，有10人获奖。

【中国获南丁格尔奖章人员名单】

第29届(1983年)

王琇瑛　中华护理学会副理事长

第30届(1985年)

梁季华　广东省广州市红十字会医院护理部主任

杨必纯　四川省泸州市红十字会医院护理部副主任

司堃范　北京市朝阳医院外科护士长

第31届(1987年)

陈路得　天津医学院附属医院副院长兼护理部主任

史美利　上海市红十字医院护士长

张云清　辽宁省肿瘤医院副主任护师

第32届(1989年)

林菊英　卫生部护理中心主任

周娴君　湖南湘西土家族苗族自治州人民医院副院长

陆玉珍　上海市遵义医院(现上海市皮肤病性病医院)护理部主任

孙秀兰　河北省唐山红十字儿童急救中心内科护士长

第33届(1991年)

吴静芳　河南省商丘地区医院护理部主任

第34届(1993年)

张水华　宁夏医学院附属医院护理部主任

张谨瑜　福建省肿瘤医院护理部主任

李桂美　山东省青岛市传染病医院护士长

第35届(1995年)

孙静霞　江苏省常州市第一人民医院护理部顾问

邹瑞芳　浙江省湖州市第一人民医院护理部主任

第36届(1997年)

汪赛进　安徽省护理学会荣誉理事长

陆　冰　上海市第六人民医院护理部主任

孔芙蓉　河南省护理学会副理事长

关小瑛　天津市护理学会理事长

黎秀芳　解放军兰州军区总医院专家组成员

第37届(1999年)

曾熙媛　中华护理学会理事长

王桂英　天津市护理学会原理事长

秦力君　中国人民解放军总医院原护理部主任

第38届(2001年)

吴景华　宁夏护理学会副理事长

王雅屏　北京市红十字会急诊抢救中心副院长

李秋杰　哈尔滨医科大学附属二院护理部主任

第39届(2003年)

叶　欣　广东省中医院二沙岛分院急诊科护士长(已殉职)

钟华荪　广东省人民医院护理部主任

李淑君　解放军第二炮兵总医院口腔科护士长

姜云燕　中国人民解放军第十八医院传染科护士长

苏雅香　贵州省护理学会理事长

巴桑邓珠　四川省甘孜藏族自治州人民医院副院长

章金媛　江西省南昌市第一人民医院原护理部主任

梅玉文　天津市护理学会名誉理事长

李　琦　上海市第二人民医院原护士长

陈　东　北京市佑安医院护理部主任

第40届(2005年)

刘振华　山东省济南市皮肤病防治院住院部主任

陈　征　北京市地坛医院社会服务部主任

冯玉娟　香港医院管理局九龙西联网、广华医院及东华三院黄大仙医院护理总经理

万　琪　解放军西藏军区总医院护理部主任

王亚丽　甘肃省定西市人民医院护理部主任

第41届(2007年)

泽仁娜姆　青海省同仁慢性病防治院主管护师

陈海花　解放军北京军区总医院消化内科护士长

丁淑贞　大连医科大学附属第一医院护理部主任

聂淑娟　新疆医科大学第一附属医院主任护师

罗少霞　澳门镜湖医院护理部主任

第42届(2009年)

刘淑媛　首都医科大学附属北京安贞医院心血管外科重症监护室护士长

张桂英　吉林省神经精神病医院精神科护士长

潘美儿　浙江省皮肤病防治研究所住院部护士长

杨　秋　四川省都江堰市向峨乡公立卫生院护士

鲜继淑　解放军第三军医大学第一附属医院神经外科护士长

王文珍　解放军海军总医院护理部总护士长

第三节　中国护理的发展概况

一、中国古代护理的产生及发展

祖国医学历史悠久，十分强调护理及休养的重要性。“三分治，七分养”就是对医学与护理关系所做出的高度概括，其中的“养”包含了大量的护理思想。在祖国医学中有关护理技术的记载颇为丰富，如我国最早的一部医学经典《黄帝内经》，强调了疾病与饮食调节、心理因素、环境和气候改变的关系；隋朝孙思邈的《备急千金要方》中提到“凡衣服、巾、栉、枕、镜不宜与人同之”的预防、隔离观点等，但当时的这些医学观点都没有将护理单独提出。

二、中国近代护理

（一）西方护理的传入及影响（1840—1919 年）

中国近代护理的发展是从鸦片战争以后开始的。鸦片战争前后，由于清政府与西方国家签定了许多不平等条约，外国人可自由出入中国。护理工作就是随着各国的军队、宗教和医学进入中国而开始的。

1835 年，美国传教士在广东建立了第一所西医医院。1888 年，美国约翰逊女士在福州成立了中国第一所护士学校。此后各地相继开设护士训练班或护士学校，为中国培养了最早的护理人员，并逐渐形成了我国护理专业队伍。由于受西方的影响，当时医院的环境、护士的服装、护理操作规程、教科书和护理的思想宗旨等均带有浓重的西方文化色彩。

（二）中国近代护理的发展（1920—1949 年）

1920 年，中国协和医学院建立了协和高等护士专科学校，是中国第一所具有本科水平的护士学校，学制 4～5 年，5 年制的毕业生可获学士学位，此为我国高等护理教育的开端。1932 年，中央护士学校在南京成立，学制 3～4 年，是中国的第一所正规的公立护士学校。1934 年，教育部成立护士教育专门委员会，护士教育被正式纳入国家教育系统。抗日战争期间，我国许多医护人员满怀激情奔赴革命根据地，在解放区设立医院，护理工作受到党中央的重视和关怀。1941 年和 1942 年的护士节，毛泽东同志先后亲笔题词“护士工作有很大的政治重要性”、“尊重护士，爱护护士”。至 1949 年，全国共有 180 多所护士学校，3 万多名护士，当时的人口为 6 亿人，护士的数量远远不能满足医疗保健及人民健康的需要。

（三）中国现代护理（1949 年至今）

1. 护理教育体制日趋完善

（1）多层次的学历教育：新中国成立后，随着卫生事业的发展，我国护理工作进入了一个新的时期。在“面向工农兵，预防为主，团结中西医，卫生工作与群众运动相结合”的国家卫生工作总方针指引下，我国护理工作有了迅速的发展。1950 年，在第一届全国卫生工作会议上，护理教育被列为中等专业教育之一，并纳入正规教育系统。但我国在 1952 年后取消了高等护理教育，当时的目的是为了更快更好地培养护理人才，这导致后期的护校教师、护理管理人员、科技人员青黄不接，甚至后继无人的后果，严重地阻碍了我国护理专业的发展。1966—1976 年十年动乱期间，护理教育遭受重创，校址被占用，教师队伍被解散，护理教育处于停顿状态。1976年以后，尤其是党的十一届三中全会以后，护理专业再一次获得新生。1979年，国家卫生部颁发了《关于加强护理工作的意见》和《关于加强护理教育工作的意见》两个文件，大力扶植护理工作和护理教育。1980年，由南京医学院和南京军区总医院联合开办了“文革”后的第一个高级护理进修班，学制3年，获大专学历。同年开始进行了护理技术职称评定。1983年，我国恢复了高等护理教育，天津医学院率先在国内开设了五年制本科护理专业，学生毕业后获得学士学位。1985年经卫生部批准，成立了护理中心，以加强对护理工作的领导、监督和指导，并进一步取得了世界卫生组织对我国护理学科发展的支持。1992年北京医科大学开始招收护理硕士研究生。1994年在美国中华医学基金会的资助下，西安医科大学与协和医科大学、北京医科大学、上海医科大学、中国医科大学、华西医科大学、湖南医科大学（现除协和医科大学和中国医科大学外，其他院校均已与综合性大学合并）及泰国清迈大学联合举办护理研究生班，为中国各院校培养硕士毕业的护理人才。据不完全统计，全国目前已有20多个护理硕士点。2004年协和医科大学及第二军医大学分别开始招收护理博士研究生，我国已形成了多层次、多渠道的护理学历教育体系。

（2）岗位教育及继续教育：自20世纪80年代以来，全国许多省、市开展了各种形式的护理成人教育，促进了护理人才的培养，体现了终身教育对护理队伍建设的意义，使护理队伍的结构日益趋向合理化发展。1987年，国家教育委员会、国家科学技术委员会、国家经济委员会、国家劳动人事部、财政部及中国科学技术协会联合发布了《关于开展大学后继续教育的暂行规定》。1996年，卫生部继续医学教育委员会正式成立。1997年，卫生部继续教育委员会护理学组成立，标志着我国的护理学继续教育正式纳入国家规范化的管理。

2. *护理管理体制逐步健全*

（1）建立、健全护理指挥系统：在20世纪五六十年代，我国医院的护理部建制经历了多次撤销和恢复。从1979年开始，卫生部加强了对护理工作的管理，国家卫生部医政司设立了护理处，负责全国的护士管理，制定有关政策法规。各省、市、自治区卫生厅（局）在医政处下设专职护理干事，负责管辖范围内的护理管理。1986年卫生部召开了全国首届护理工作会议，会后公布了《关于加强护理工作领导，理顺管理体制的意见》，其中对各级医院护理部的设置作了具体而明确的规定。因此上至中央，下至具体医院均有专职护理管理人员和机构，保障了护理质量。

（2）建立晋升考核制度：卫生部于1979年在《卫生技术人员职称及晋升条例（试行）》中规定护士的主要专业技术职称分为护士、护师、主管护师、副主任护师、主任护师5级。护理人员具有完善的护士晋升考试制度，使护士的社会地位和待遇不断得以提高。

（3）建立护士执业注册制度：为与国际护理接轨，并与国际护理发展保持同步，1993年卫生部颁布了新中国成立以来第一个关于护士执业和注册的部长令与《中华人民共和国护理管理办法》。1995年6月全国开始了首次护士执业考试，考试合格者发给执业证书，获证书者方可申请注册。护士执业管理正式走上法制轨道。

3. *护理实践活动逐渐扩展*　我国临床护理工作一直受传统医学模式的影响，实行的是以疾病为中心的护理服务。1979年以后，由于加强了国内外的学术交流，加上医学模式的转变，护理人员积极探讨以人的健康为中心的整体护理。同时护理的范围也不断扩大，护理人员开始在社区及其他的卫生机构开展服务。

4. *护理学术交流日益增多*　随着改革开放的不断深人，美国、加拿大、澳大利亚、日本、泰国、新加坡等国家的护理专家来华讲学或进行学术交流，各高等院校的护理系或学院也加强了与国外护理界的学术交流及访问，国家及各地每年选派一定数量的护理人员去国外进修或攻读学位。通过国际学术交流，缩短了我国与国外护理之间的差距，提高了我国的护理教育水平及护理质量，给我国护理事业带来了新的发展契机。

5. *护理科研水平不断提高* 随着高等护理教育的恢复和发展，护理人员的科研能力、学术水平不断增强。护理期刊相继创刊，在护理期刊上发表的科研文章数量和质量日益提高，其中有一部分已被美国的IM生物医学检索系统及其CD-ROM光盘数据库收录。

三、中国护理学术组织及刊物

(一) 中华护理学会(Chinese Nursing Association)

1909年，在江西牯岭成立了中华护士会，会长均由外籍护士承担。1922年中华护士会正式成为国际护士会(ICN)第十一名会员单位。1928年，中国护士伍哲英首任中华护士会理事长。中华护士会在新中国成立前曾几易会名，1964年定为中华护理学会至今。中华护理学会受中国科协及卫生部双重领导，学会的最高领导机构是全国会员代表大会。中华护理学会从成立至今，为促进国内外的护理学术交流，提高护理人员的素质，争取护士的合法权益，完善及健全护理教育体制，推动护理事业的发展作出了巨大的贡献。

(二) 主要刊物

1954年中华护士学会创办《护理杂志》，并在全国发行，1981年改为《中华护理杂志》至今。我国现有的主要护理杂志包括《中华护理杂志》、《中国实用护理杂志》、《护士进修杂志》、《护理学杂志》、《护理研究》、《国际护理学杂志》、《解放军护理杂志》等十余种，地方护理学术期刊更为丰富。

相关阅读

【国际护士会(ICN)的宗旨】 ①推动各国的健康服务，提高护理学术标准；②改革护理教育的设施，扩大护理服务的范围；③通过改善护士的职业、社会及经济条件以提高护士的地位；④与相关的卫生机构及组织合作；⑤强调护士应尽自己公民的职责；⑥发展护士间的国际合作及友谊。

【国际护士会(ICN)的任务】 ①提高护理教育水平，培养合格的护士；②协助各国护士发展其全国性的护理组织；③充当各国护士的代言人；④改善护士的福利状况及社会地位。

小　结

(1) 护理学的历史演变与人类文明进步息息相关。从古代以自我护理、家庭护理为主，中世纪和文艺复兴时期以宗教护理、医院护理为主，到19世纪中叶近代护理学的诞生。自南丁格尔创建护理专业以来，护理学科得到了不断的发展，护理学的发展可概括地分为3个阶段：①以疾病为中心的护理阶段；②以患者为中心的发展阶段；③以人的健康为中心的护理阶段。

(2) 南丁格尔是近代护理学的创始人，她把一生都献给了护理事业。她对护理事业的主要贡献是：①不顾众议，说服父母，终身从事护理事业；②改革了军队的卫生保健工作，使伤员病死率从50%下降到2.2%；③致力创办护士学校，发展护理教育；④著书立说，阐述其基本护理思想。

(3)我国护理事业的发展与传统医学、西方文化的影响、卫生方针政策有关。古代护理“三分治，七分养”就是对医学与护理的关系所做出的高度概括。近代护理的形成和发展主要受西方护理的影响。鸦片战争前后，随着各国军队、宗教和西医的进入，我国护理事业开始起步和发展。现代护理的发展在新中国成立后，随着卫生事业的发展，护理实践、护理教育、护理科研、护理管理工作进入了一个崭新时期。随着我国的改革开放政策的实施，国际学术交流的开展，架起了我国与国际先进护理沟通的桥梁，给护理事业发展带来了新的发展契机。

（彭　晶）

综合练习题

一、名词解释

护理学

二、填空题

1. ________被誉为近代护理的创始人和鼻祖，为纪念她的功绩，________年国际护士会决定将她的________作为国际护士节。

2. 南丁格尔两本最著名的护理经典著作为________及________。

3. 1977年，美国医学家恩格尔(Engel GL)提出________医学模式。

4. ________年，我国进行了首届护士执业考试。

5. 现代护理学的发展可概括地分为3个阶段：以________为中心的护理阶段，以________为中心的护理阶段，以________为中心的护理阶段。

三、选择题

A型题

1. 自1964年以来，中国护理界群众性团体称为

A. 中国护士会　　B. 中华护士学会　　C. 中华护理学会
D. 中国护理学　　E. 中华护士会

2. 5月12日国际护士节命名根据是

A. 南丁格尔的生日　　B. 南丁格尔所建立的第一所护士学校的日期
C. 南丁格尔逝世的日期　　D. 南丁格尔受国际护士会奖励的日期
E. 南丁格尔受英国政府奖励的日期

3. 下列哪一项不属于以健康为中心阶段的护理特点

A. 护理模式转变　　B. 护理理论指导护理实践　　C. 护理从属于医疗
D. 服务场所从医院扩展到了社区、家庭及各种机构
E. 护理的服务对象为所有年龄段的健康人及患者

4. 中医理论中的“三分治，七分养”中的“养”指的是

A. 护士　　B. 护理理论　　C. 护理思想
D. 护理理念　　E. 护理概念

5. 我国近代护理事业的兴起和发展是从
A. 土地革命时期　B. 抗日战争时期　C. 解放战争时期
D. 鸦片战争时期　E. 辛亥革命时期
6. 我国首位荣获南丁格尔奖章的是
A. 王琇瑛　B. 林菊英　C. 秦力君
D. 吴静芳　E. 章金媛
7. 现代医学模式为
A. 生物-社会模式　B. 生物-心理模式　C. 生物模式
D. 生物-生理-社会模式　E. 生物-心理-社会模式
8. 护理学是医学领域里一门
A. 自然科学　B. 社会科学　C. 人文科学
D. 行为科学　E. 综合性应用科学
B 型题
(9～11 题共用备选答案)
A. 护理重点为协助医生治疗疾病
B. 应用护理程序对服务对象实施整体护理
C. 服务场所从医院扩展到了社区、家庭及各种机构
9. 以患者为中心的护理特点是
10. 以健康为中心的护理特点是
11. 以疾病为中心的护理特点是
X 型题
12. 护理概念的发展及演变过程包括以下几个阶段
A. 疾病为中心　B. 患者为中心　C. 护患关系为中心
D. 护理伦理为中心　E. 健康为中心
13. 下列有关护理学形成的描述，正确的是
A. 1910 年南丁格尔逝世
B. 18 世纪中叶开始形成近代护理学
C. 1835 年中国成立第一所护士学校
D. 1912 年国际护士会确定国际护士节的时间
E. 1860 年南丁格尔创立世界第一所护士学校

四、简答题

1. 简述南丁格尔对护理学的主要贡献。
2. 简述现代护理发展的历程。

（彭　晶）

第二章 护士的素质、角色和行为规范

学习目标

1. 说出护士素质的基本内容。
2. 描述护理用语及护士仪表、体态的基本要求。
3. 在老师的指导下,能够认真进行护士行为规范的训练。
4. 在护理工作中能自觉遵守护士行为规范,并不断提高自身素质。

南丁格尔说过:“护理是科学、艺术和爱心的结合。”护理工作的对象是人,而人是一个整体,不仅有其生物属性,还有心理、社会文化等方面的社会属性。这就要求护士必须具备较高的素质,在工作中担任多种角色,并在与人交往中注意自己的行为规范,从而更好地为服务对象服务。

第一节 护士素质

护理学科的发展,重在护理人才的培养,而人才的培养,重在素质的提高。护士要体现护理服务的科学性和艺术性,保证高质量的护理,必须要有较高的素质。因此,不断提高自身的素质,是每一位护士的重要任务。

一、素质概述

素质原本是心理学上的一个术语,指人的一种较稳定的心理特征,包括先天自然性和后天社会性两个方面。前者是指天生的机体结构如感知器官、神经系统等,特别是大脑结构和功能上的一系列特点和原有的基础,是心理发展的物质条件;后者是素质内涵的主要方面,指通过不断培养教育、自我修养、自我磨炼而获得的一系列知识技能、行为习惯、文化涵养及品质特点的结合。总之,素质的形成是一个长期的过程,是人在先天自然条件的基础上,受后天环境、教育的影响,通过自身的认识和社会实践,形成的比较稳定的基本品质。

护士素质是在一般素质基础上,结合护理专业特点,对护理工作者提出的特殊要求。护士的良好素质是保证高品质护理服务的基本前提,它不仅体现在言行举止、仪表仪态等外在形象,更体现在道德品质、业务水平等内在因素。提高护士素质,有利于护理学科的发展和护理质量的提高,有利于护理人才的成长,有利于医院和卫生保健事业的全面发展。

二、护士素质的基本内容

护士素质包括政治思想道德素质、科学文化素质、专业素质、身体心理素质，具备良好的素质是护士从事护理工作的基本条件。

（一）政治思想道德素质

护士的政治思想素质是基础，没有正确的政治观，就不可能有正确的事业观。它包括以下几个方面：

1. 政治思想素质　热爱祖国、热爱人民、热爱本职工作，忠于党的护理事业，对护理事业有坚定的信念。具有崇高的理想、高尚的道德情操及正确的人生观、价值观，具有全心全意为人类健康服务的奉献精神。

2. 职业道德素质　具有诚实的品格、较高的慎独修养和高尚的道德情操，具有高度的责任心和同情心，工作兢兢业业，忠于职守，救死扶伤，实行人道主义。

（二）科学文化素质

1. 基础文化知识　现代护理学发展要求护士应具备一定的基础文化知识。护士要有一定的文化素养和外语及计算机的应用能力，才能更快更好地接受现代科学发展的新理论、新知识和新技能，才能更好地顺应护理学科及社会发展的需要。

2. 人文科学及社会科学知识　护士应具备一定的人文科学及社会科学知识。随着医学模式和护理模式的转变，现代护理与传统护理相比，最大的特点之一是在护理过程中更加关注整体的“人”，更加尊重“人”，更加尊重“生命”，更加尊重人的需要。护理学科从纯医学范畴转变到自然科学和社会科学相结合的综合性应用性学科。护理学无论是作为独立学科理论的完善和提高，还是工作内容、范围的转变和扩大，都需要人文科学与社会科学知识，如伦理学、社会学、政治经济学、法学、心理学、美学等。因此，只有不断拓宽自己的知识面，提高自己的人文修养，才能最大限度地满足服务对象的需要。

（三）专业素质

1. 专业知识　构建科学的知识体系对于护士来说是十分重要的。作为现代护理工作者，不仅要掌握丰富的基础文化知识和人文社会科学知识，还要有扎实的基础医学知识、临床医学知识、护理专业知识和护理实践技能，只有这样才能提供更优质的护理服务。

2. 专业能力

(1) 规范的操作技能：护理技术操作是临床护理工作中最重要的组成部分。护理操作常常直接或间接作用人体，以达到相应的治疗效果，因此各种操作应做到规范、娴熟，不能有丝毫马虎。

(2) 敏锐的观察能力：在护理实践中，患者的病情及心理状态是复杂而多变的，有时在短时间内患者身体或心理微小的变化，恰是某些严重疾病的先兆。护士只有具备敏锐的观察能力，才能及时发现这些变化，做到“防患于未然”。

(3) 较强的综合分析问题和解决问题的能力：护理是一门应用性很强的学科，在工作中十分注重用护理程序的方法来解决患者现存的或潜在的健康问题，这就要求护士在整体护理过程中要有较强的综合分析问题和解决问题的能力。

(4) 机智灵活的应变能力：护理服务的对象是人，而人的个性特征和心理活动是各不相同的。同样的护理方法、同样的护理语言与态度不一定适应所有的患者，也不一定适应患有相同疾病的患者，也不一定适应同一个患者在患同一种疾病的不同患病时期。正所谓要“因病而护”、“因人而护”和“因变而护”。因此，护士在工作中应做到机智灵活，能针对不同的患者提供相对应的护理，最大限度地满足患者的需要。

(5) 获取新知识的能力和创新能力：为适应现代医学模式和护理模式的转变，护士要不断关注学科新的发展变化，了解本学科最前沿的知识，及时补充自身知识体系中的不足；要善于发现工作中的问题，并能设法解决问题；要能在护理实践中不断改革创新，从而推动护理学科的发展。

(四) 身体、心理素质

1. 身体素质　身体素质是人体活动的一种能力。护理工作的特点决定了护士在工作中要付出辛勤的体力和脑力劳动。只有具备了良好的身体素质，才能有强壮的身体、健康的体魄、端庄的举止和雷厉风行的工作作风，才能更好地为患者服务。

2. 心理素质　心理素质是一个人行为的内在驱动力。护士在护理工作中具备了相应的心理特点和条件，不仅可以使护理工作更出色，而且对护理对象也有直接或间接的积极影响。护士要有积极向上的进取心，不断学习新知识，提高自己的业务水平；保持心理健康，乐观开朗，情绪稳定，胸怀宽广；具有高度的责任心和同情心，尊重患者人格，做到慎言守密；与同事之间关系融洽，团结合作，建立良好的人际关系。

良好的素质形成是一个长期培养的过程。每个护士都应明确护士素质的基本内容，经常对照检查，找出自己的差距，并在实践中积极学习，不断完善和提高自己，努力使自己成为一名素质优良的护士。

第二节　护 士 角 色

护士角色是医疗保健领域中重要的社会角色之一，在各项医疗、护理及健康教育等活动中发挥着重要的功能，起着其他角色不可替代的作用。随着人们对健康的认识和要求日趋提高，护士所承担的专业角色也发生了重要变化。

一、角色理论概述

(一) 角色概念

角色(role)，原为戏剧、电影中的术语，指剧本中的人物，后被广泛应用于分析个体心理、行为与社会规范之间的相互关系中，成为社会心理学中的一个专门术语。其含义是：处于一定社会地位的个体或群体，在实现与这种地位相联系的权利与义务中，所表现出的符合社会期望的模式化的行为。因而，角色是对于一个人在特定的社会系统中一个特定位置的行为期望和行为要求，表明了一个人在社会结构和社会制度中的特定位置、相应权利和担负的责任。如教师是一种身份，处于特定的社会位置，具有教育学生健康成长的权利和义务，在实现的过程中，认真教学，以身作则，这是教师这一角色应当有的角色行为。同时，爱护学生、教书育人则是社会对这一角色所期望的模式化的行为。

(二) 角色特征

1. 复式角色现象普遍存在　复式角色是指当多种角色集于某一个个体时，这个个体所处的位置。如一位中年女性，在家庭中，对丈夫来说，她是妻子，对孩子来说，她是母亲；在医院里，她是护士，可能同时又是某学术团体的成员；在社会上，她是乘客、顾客等。但有一点要注意，在复式角色中，一个人最主要承担的角色是与家庭职业相关的，如护士、母亲、妻子是这位女性最重要的角色。

2. *角色之间相互依存* 任何角色在社会中都不是孤立存在的，而是与其他角色相互依存的。即对于任何一个特定的角色，都有与之相关联或互补的角色作为这个角色的补充而存在。如要执行教师的角色，必须要有学生的存在；要完成护士的角色，必须要有患者的存在。因此，任何角色都不是孤立的，而是在相关角色中进行的。

3. *角色行为由个体来执行和完成* 社会对每一个角色都有"角色期待"，如教师要有教师的样子，学生要有学生的样子。这种"角色期待"形成价值体系，经社会化过程融入每个人的认知系统中，由个体按照"角色期待"的内容执行和完成角色行为。若个人或群体的行为符合角色期待，则社会或群体将能和谐、圆满地共同生活；反之，则导致紧张和冲突。

（三）角色转变

每一个人在一生中都会获得多种角色，而不同角色又都有相对应的权利、义务和行为期待，这些需要同时担任几种角色或即将担任一种新角色的人，就会存在一个角色转变的问题。角色转变是指个体承担并发展一种新角色的过程。角色转变是一种正向的成长，在发展过程中不可避免。在这个过程中，个体必须通过学习、实践，逐步了解社会对角色的期望，并改变自己的情感、行为以符合社会对个体角色的期望，从而有效地完成角色转变。

（四）护士角色

护士角色(nursing role)是指护士应具有的与职业相适应的社会行为模式。其形成源于职业的要求，并随着社会的变迁而变化。护士作为一种特殊的社会角色，处于防病治病、护理患者的重要地位，因而必须具有相应的职业道德品质和业务水平。护士角色的发展经历了漫长的时期，不同时期护士角色的形象、期望和职责都有所不同。在中世纪，护士的传统形象是一个未受过教育、照顾老弱病残的女性，她可能是一位母亲、一位修女或一位侍者。这些观点至今还影响着部分人对护士的认识和理解。

二、护士角色功能

自19世纪中叶南丁格尔首创护理专业以来，护理学在深度和广度上都得到了科学的发展，护士的形象也发生了根本的变化。随着护理理论体系的形成，护理教育和护理实践水平的提高，护士逐渐成为受过专门教育、受人尊敬、独立思考和工作的专业人员，护士的角色也由单一的照顾者角色向复合角色转变。现代护士的角色主要有：

1. *提供照顾者* 这是护士最基本、最重要的角色。当人们因疾病等原因不能自行满足基本需要时，护士应提供各种护理照顾，帮助护理对象满足基本需要，如呼吸、饮食、排泄、休息、活动、个人卫生及心理的、社会的等各方面的需要，直到人们不需要帮助为止。

2. *健康咨询者* 护士运用所学知识及一定的沟通技巧，通过解答护理对象的问题，提供相关信息给予健康指导和情绪支持，澄清护理对象对疾病与健康有关问题的疑惑，使护理对象清楚地认识到自己的健康状况，并以积极有效的方法应对及处理各种问题，提高自身的健康水平。

3. *健康协调者* 在护理实践过程中，护士需要联系并协调相关人员及机构之间的相互关系，以维持一个有效的沟通网，使诊断、治疗、护理及其他卫生保健工作顺利进行，确保护理对象获得最适宜的整体性医护照顾，如护士与医生讨论治疗护理方案、护士与营养师讨论患者的膳食安排等。

4. 健康教育者 随着护理工作场所的不断扩展，护士可针对不同的护理对象来完成其教育者的职能。在医院，教给患者和家属有关用药、治疗和护理方法以及康复的知识；在社区，向人们传授预防疾病、避免意外伤害、建立良好生活方式、促进健康的知识和方法；护士还要教育其他健康服务者和各种实习学生。随着人们对健康认识的不断提高，对健康需求的不断扩大，护理教育者角色的需要也会越来越多。

5. 护理计划者 护士运用护理专业的知识和技能，收集护理对象的生理、心理和社会等相关资料，评估护理对象的健康状况，找出其现存的或潜在的健康问题，制定系统全面、切实可行、针对性强的护理计划，促进护理对象尽快康复。

6. 患者代言人 护士是患者权益的维护者，尤其是对那些无法表达自己意见的人，如婴幼儿、老年人、病危者、心理疾病患者、无法与他人沟通者，有责任解释并维护患者的权益不受到侵害。护士又是全民健康利益的代言人，需评估有妨碍全民健康的问题和事件，提供给医院行政部门改进，或提供给卫生行政事业单位作为拟定卫生政策和计划的参考。

7. 护理管理者 护士需要对日常护理工作进行合理的组织、协调与控制，以合理利用各种资源，提高工作效率，使护理对象得到优质服务。护士还应对患者护理的全过程进行组织和管理。

8. 护理研究者 护士应积极进行护理研究工作，通过研究来扩展护理理论，发展护理技术，改进护理工作，提高护理质量，促进专业发展。

第三节 护士行为规范

规范是指标准和准则。人们在履行对社会所承担的责任义务过程中，每个人的思想行为都遵循着具有自身职业特征的准则和规范。护士行为规范是护士在岗位上为了能更好地完成本职工作、更好地服务于患者所应当遵循的行为准则。就护士的职业特点而言，其仪表、仪容、言谈举止的要求更为严格。护士的行为举止是护士职业道德的反映，是护士工作环境的需要，是服务对象的希望，是实施整体护理的要求，是护士素质的体现。

一、护士的语言行为

语言是人们交流思想、交流感情的重要工具和手段，因为它能清楚迅速地传递信息。人与人交往，35%运用语言交流技巧。俗话说："言为心声，语为人镜。"语言是提示人类心灵的镜子，能集中反映一个人的文化素养、思维能力、道德品质等内在品质。"良言一句三冬暖，恶语一句六月寒"也形象地表达了语言的威力。护士在工作中常与众多不同年龄、性别、职业、社会地位、文化素质的患者打交道，护士的语言具有"致病"和"治病"的双重作用。只有建立在护士对患者真诚相助的态度和彼此能理解的语言上，双方的沟通才是有效的。护士掌握一定的语言行为规范，可以帮助建立良好的人际关系，更好地为患者提供优质服务，树立良好的职业形象。

(一) 护理用语的基本要求

1. 语言的规范性 语言规范的前提是语言标准，即讲普通话。我国地域辽阔，人口众多，方言土语也较多。患者是来自五湖四海、各行各业的人，为了保证双方都能理解，护士不仅要会讲普通话，而且要求运用自如。护士在向患者解释、交待事情及进行健康教育时语言要通俗易懂，避免使用医学术语。同时语言内容要严谨、高尚，符合伦理道德原则，符合党和国家的政策，符合法律规定。

2. 语言的情感性　语言是护患之间沟通感情的“桥梁”。护士应满腔热情地对待患者，将爱心、同情心、关心和真诚相助的情感融化在为患者服务的语言和行动中。如晨间护理时，护士可以带着微笑走进病房，向患者说声“早上好”。或针对不同对象、不同情况说声“您昨晚睡得好吗？”“您伤口还疼吗？”“今天天气真好！我打开窗户换一下空气，好吗？”这些看起来简单的寒暄，却能给患者带来精神上的安慰，是一种护患间的情感交流。护士语言的情感性要在高尚的道德修养指导下和工作实践中不断完善。

3. 语言的保密性　良好的护患关系是建立在真诚互信的基础上。一般情况下，护士应实事求是地向患者解释病情及治疗护理情况，因为患者享有“知情权”。但由于不同患者对相关问题的敏感性及承受能力不同，护士可视不同现象区别对待。有的可直言相告，有的须委婉、含蓄，有的则要保密，以避免增加患者不必要的精神负担。护士还要尊重患者的隐私权，对于患者的隐私，如生理缺陷、精神病、性病等不要硬性追问患者不愿陈述告知的内容。对于已经知道的病情要注意为患者保密，不得将其作为闲聊的话题。

（二）符合礼仪要求的日常护理用语

1. 招呼用语　首先要做到称呼得体，以体现对患者的尊重，切忌只用床号称呼患者。可根据患者的年龄、性别、职业、受教育等情况选择对患者的称呼，也可征询患者的意见，选择患者在生活中已经熟悉的习惯称呼，如“先生”、“小姐”、“老师”、“阿姨”、“小朋友”等。

2. 迎送用语　新患者入院时，护士应意识到这是建立良好护患关系的开始。护士应立即起身相迎，护送患者到床旁休息，热情介绍病区的环境、制度和同室病友，使患者尽快适应新环境。患者出院时，护士应送到病房门口，用送别的语言告别，如：“请按时服药。”“请定期来复查。”“请注意休息，多多保重。”由于医院的特殊性质，一般忌讳说“欢迎再来”。

3. 介绍用语　与患者初次见面，特别是新患者入院时，护士更应主动介绍自己。如：“您好！我是这个病房的护士×××，您在住院期间有什么事可以找我。”在介绍的时候应端庄大方、表情自然，使患者减轻陌生感。

4. 电话用语　电话被现代人公认为便利的通讯工具。在日常生活中，我们通过电话能粗略判断对方的人品、性格。在日常工作中，电话语言还直接影响着家庭、科室、单位的对外形象和声誉。因而，掌握正确的、礼貌待人的电话用语是非常必要的。

(1) 打电话礼仪：打电话之前，先要确定对方在这个时候接听电话是否方便，再次核对电话号码准确无误后再拨；电话接通后先自报家门，并做到有称呼：“您好！我是×××，请您帮我找×××医生接电话，好吗？谢谢！”在通话时避免时间过长，以免使对方有一种“疲劳感”。

(2) 接电话礼仪：接电话应及时，以响铃三次最为适宜。拿起话筒后应向对方问好，然后自报家门，如“您好！这里是××病房，请讲。”在通话过程中，不要把话筒夹在脖子下或边打电话边吃东西，或与他人交谈，或看文件、看电视等；不宜发声过高，以免使受话人感到刺激。如果在自己不方便时有人打电话过来，可向其说明原因，表示歉意，并再约一个具体时间，自己主动打过去。如果接听后，自己不是受话人，应有责任为其传呼，但不可拿着话筒大声喊叫要找的人。如果受话人正忙，应重新拿起电话请对方稍等。若要找的人不在，则应询问对方是否需要帮助或留言。征得对方同意后，将对方的姓名、电话号码和留言内容记录下来并及时转告。若接到误打进来的电话，则应礼貌告诉对方："对不起！您打错了，这里没有你要找的人。"

(3) 挂电话礼仪：一般由打电话的一方提出通话结束，然后彼此客气地道别，再挂上电话。不可在交谈时突然挂断电话，也不可在挂电话时摔电话。

5. 安慰用语　当患者处于痛苦状态时，护士给予恰当的安慰能有效地帮助患者。在安慰患者时，护士需要移情地体验患者的压力，采用一些非语言沟通技巧来同情、理解和鼓励患者。

6. 道歉用语　当在护理工作中给患者带来不便和妨碍时，可恰到好处地使用一些道歉语，以得到患者的理解与合作，同时可显示良好的个人修养，如"打扰了"、"真对不起，让您受疼了"、"请多多包涵"等。

7. 征询用语　在询问患者是否需要帮助或是否同意时使用，如："需要我来帮您吗？""我来帮您把窗户打开通通风，好吗？"护士主动征询能让患者感受到家庭般的温暖。

8. 感谢用语　护士在得到患者的配合、受到患者的赞美时，可使用一些感谢用语，如："谢谢您的合作。""感谢您的支持与理解。"

(三) 护理操作中的解释用语

在临床护理实践中，护士在为患者进行任何护理技术操作之前，都应向患者解释清楚。因为患者有权知道护士将要为自己进行什么样的操作，为什么要进行这项操作。有效的讲解对于成功的护理是十分重要的。

1. 操作前解释　向患者介绍本次操作的目的、大致的方法和过程、操作中可能会出现的感受，并征得患者同意后再进行操作；指导并协助患者做好操作前的准备，向其讲解在操作过程中的配合方法；以真诚的态度作出尽量减轻患者不适的承诺。

2. 操作中指导　在不同的操作环节中具体指导患者配合；使用安慰性语言，转移患者注意力，减轻痛苦；恰当使用鼓励性语言以增加患者自信心。

3. 操作后嘱咐　真诚询问患者的感受，是否达到预期效果；向患者耐心地交代必要的注意事项；及时向患者致谢。

二、护士的非语言行为

人与人交往，约有65%是运用非语言沟通技巧。非语言行为更趋于发自内心，难以掩饰，比语言更具有真实性。非语言行为的主要作用有：支持、修饰、加强或否定语言行为；直接替代语言行为；表达语言所难以表达的内容。所以，护士在与患者沟通交流中应恰到好处地使用非语言行为，以弥补某些状态下语言交流的不足。

1. 倾听　倾听是指全神贯注地接收和感受对方在交谈时所发出的全部信息(包括语言的和非语言的)，并试图理解所表达的信息。要把"整个人"参与进去，并理解在交流中所表达的"所有信息"。也就是说倾听不仅是听讲话的内容，还要注意其语调、声音、流畅程度、表情等非语言行为所传递的信息。在倾听过程中，要集中注意力，身体要放松，保持目光交流，保持一定的距离，不要随意打断对方说话，并及时以点头、复述、微笑等方式做出反馈。

2. 面部表情　面部表情是沟通交流中最丰富的源泉，是其他的身体语言所无法与之相比的。面部表情是人类心理活动的晴雨表，是世界通用的语言，不同文化或国家对面部表情的解释具有高度的一致性。人类的各种情感都可以通过面部表情灵敏地表现出来，“喜形于色”讲的就是这个道理。来自面部的表情信息，一方面自己很难控制，另一方面又容易被别人察觉。因此，护士在工作中应带着真诚的微笑，为患者创造愉快、安全的氛围；同时要尽可能去控制那些容易引起误解或影响护患关系的表情。当然，护士也可以通过观察患者的表情来了解患者的状况，如疼痛的患者会出现很痛苦的表情。

3. 目光的接触　目光的接触即眼神的交流，是面部表情中非常重要的部分。“眼睛是心灵的窗户”。在交流的过程中进行目光的接触，表示尊重并愿意听对方讲述，还可以观察到患者的非语言行为。不同的眼神起到不同的作用。如互相注视表示坦诚，互相瞪眼表示敌意，斜眼扫视表示鄙视，正眼逼视表示命令，行注目礼表示尊敬，翻白眼表示反感。护士温和的目光可以让患者消除顾虑，感到温暖。尤其对于一些失语患者，目光的接触可起到交流的作用。

4. 专业性皮肤接触　皮肤接触是在护理操作过程中常用的一种交流方式，包括抚摸、握手、偎依、搀扶、拥抱等。皮肤接触与心理状态有着密切的关系，可作用于精神、神经系统。如经常为卧床患者按摩、翻身、擦背，不仅使人感到舒适，还能促进血液循环，预防压疮。皮肤接触还能增强免疫系统功能，有益健康。如常在亲人怀抱中的婴儿，啼哭少、睡眠好、抵抗力强、智力发育好；反之，长期处于“皮肤饥饿”状态的婴儿则会出现与上述相反的状况。因此，如果病情允许，护士应常常抱抱孩子，抚摸其头、背、肢体等部位。皮肤接触还是用来评估和诊断健康问题的重要工具，如患者诉说腹痛、腹胀，护士轻轻触摸患者腹部，为患者测脉搏、血压等。皮肤接触还能起到心理支持的作用。如产妇分娩阵痛时，护士握住她的手，为其擦汗，抚摸头部，这样有利于稳定情绪，使分娩顺利进行；患者高热时，护士轻抚其额头，可表示职业的关心；在儿科病房，必要的抚摸、拥抱、轻拍可使烦躁、啼哭的婴儿安静下来。但不同的年龄、性别、种族、文化的人对皮肤接触的理解不一，使用时应审时度势，以免让人产生误解。

5. 沉默　有时适当使用沉默能起到更好的效果。沉默，能给人以放松的感觉及思考和调适的机会。有些护士不善于运用沉默，当沉默出现时会感到紧张或尴尬，而且会把这种感觉传递给别人，或急于打破沉默，这样会使她丧失一些很重要的机会。一个善于沟通的护士，应能正确地使用沉默。如患者受到打击而哭泣时，护士可以对患者说：“如果您什么都不想说，您可以不说。如果您不介意，我愿意在这里陪您一会儿。”此时的沉默是表示关心，表示对患者的尊重、同情和理解。此时的沉默起到了此时无声胜有声的作用。

6. 人际距离　人际距离是指人与人之间的距离。人际距离不仅是人际关系密切程度的重要标志，也是用来进行人际沟通的信息载体。当处在不同的距离时，人的感觉和反应都是不同的。美国学者霍尔(E. T. Hall, 1959)将人际沟通中的距离划分为4个层次。

(1) 亲密距离：指交流双方距离小于50 cm。此距离谈话多为私人性的低声话题，也包括身体接触，让人感到对方气味、呼吸甚至体温。适用于关系非常亲密的双方或亲属之间。在护理工作中如护理查体、口腔护理、皮肤护理等必须进入亲密距离才能完成，在操作前须向患者解释，让患者有所准备，以免产生不适。

(2) 个人距离：指交流双方距离在50 cm到1.2 m之间。这种距离使护患双方都感到舒适，适用于熟人、朋友及关系融洽的师生、邻里之间。在护理工作中这种距离能很好地表示护患间的帮助关系，又不至于产生疏远感，是护患间进行沟通交流的理想距离。

(3) 社交距离：指交流双方距离在 1.2～4 m 之间。适用于参加正式社交活动及会议，彼此并不熟悉之间的人在一起。如在工作中医护人员站在病房门口与患者说话，在查房中站着与患者对话，医护人员探讨病案、交接班等。

(4) 公众距离：指交流双方距离在 4 m 以上。适用于教师上课、参加演讲或作报告，在护理工作中护士为患者做集体健康教育、召开座谈会等。

由此可见，人际距离反映了彼此关系的疏密程度。值得注意的是，人际距离是相对动态和静止的，在护士与患者交谈中，随着话题内容或情绪的改变，彼此间距离也会随之变化。

三、护士的仪表与举止

仪表举止是一种无声的语言，从侧面反映一个人的个性、习惯、爱好和修养，尤其在人们的初次交往中起着极为重要的作用。护士应重视仪表与举止之美，给患者留下良好的第一印象，使自身形象日趋完善。

(一) 护士仪表、仪容的要求

1. 护士的仪表

(1) 护士帽：现代的护士帽有燕帽和圆帽两种。燕帽是护士职业的标志和象征，是护士"天使形象"的缩影。戴上燕帽，护士就应感受到职业的自豪与责任。戴燕帽时，如果是短发，要求前不遮眉、后不搭肩、侧不掩耳；如果是长发，应梳理整齐盘于脑后(图 2－1)。无论长发还是短发，都应梳理整齐，清洁无异味，发饰素雅，与护士整体装束和谐统一。燕帽应平整无折，并能挺立，应距离发际 4～5 cm，戴正戴稳，高低适中，用白色发卡固定于燕帽后，发卡不得显露于帽的正面。戴圆帽时，头发应全部遮在帽子里面，前后左右都不外露头发，边缘应置于脑后，边缘整齐。

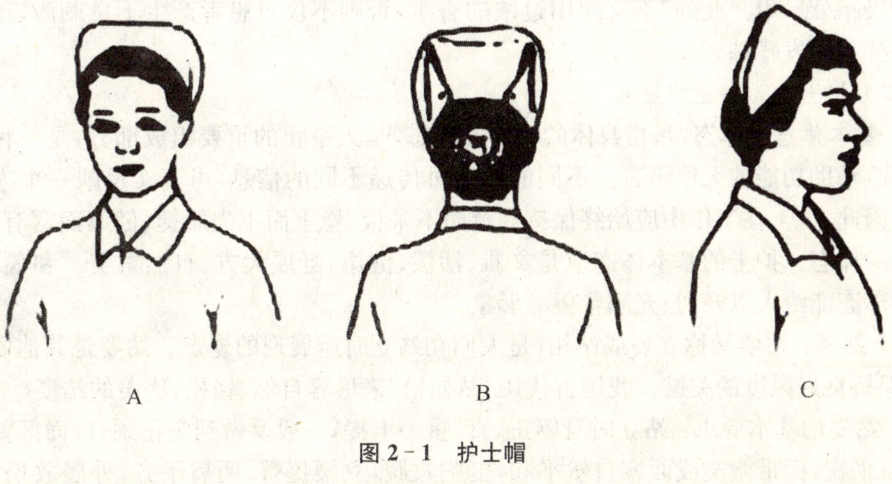

图 2－1　护士帽

A. 正位　B. 后位　C. 侧位

(2) 护士服：护士服是护理职业群体的外在表现形式，反映了护士的外在形象和内在气质，更是护士群体精神面貌和组织形象的直接反映。护士服是护士工作时的专用服装，是区别于其他医务工作者的重要标志。它代表着护士的形象，是白衣天使的象征。上班时穿护士服是护理工作的基本要求。非上班场合不宜穿护士服，以示严谨。如穿着护士服逛街购物、上食堂都是极不适宜的。护士服的样式应以简洁、美观、穿着得体和操作活动自如为原则。制服的样式和颜色可根据工作环境和服务对象有所不同。目前大多是连衣裙样式，色彩以白色居多。护士服应保持平整、整洁，忌脏、皱、破、乱等。所有扣子应订牢、扣紧。护士服的长短、大小应适宜。长短以袖长至腕部、身长刚过膝为宜。大小可用制服腰带调节适中。同时注意与其他服饰的搭配与协调。护士服内不宜穿过于臃肿、宽大的衣服，如棉衣、大衣和羽绒服等，内衣的领边、袖边不宜外露在护士服外。夏季穿裙装制服时，要注意衬裙的颜色和长度，颜色应以浅淡色为主，衬裙下摆不要外露。护士服应有冬、夏装之分，当季节变更时，应及时更换，不宜冬装夏用或夏装冬用。

（3）护士鞋和袜：护士鞋要求样式简洁，以不产生噪音和方便工作为宜。常见的为平跟或浅坡跟、软底样式，颜色以白色或乳白色为佳。护士鞋要注意防滑、舒适、干净。不宜穿高跟鞋或走路时有声响的鞋。护士袜以肉色或浅色为佳，袜口不宜露在裙摆或裤脚的外面。在夏季护士应穿着丝袜，不可光脚穿鞋，使腿部皮肤裸露，丝袜破损要及时更换。

2. 护士的仪容　护士仪容的基本要求是端庄、整洁、稳重。以自然美为主，再加以适当的淡妆改变自己的精神风貌。护士的职业淡妆以生活淡妆为基础，以客观的美感为依据，以在正常光线下不易察觉有过多的化妆痕迹为尺度来衡量，是符合护士容貌的修饰美。护士工作时切忌浓妆艳抹，太多粉饰会破坏护士清新洒脱的自然美，也与医护工作的素雅环境不适宜，不但不能展现护士应有的精神风貌，反而会产生更多媚俗的成分或给人以华而不实的感觉，甚至给患者带来不良的情绪刺激。

3. 饰物　为了方便工作和树立护士端庄大方的仪表美，护理工作一般要求不佩戴任何饰物。护士工作时佩戴过多饰物，既不利于工作，也会直接分散患者的注意力。患者甚至会认为护士把主要精力用于个人打扮，进而怀疑护士的能力，产生不信任的感觉。因此，护士在工作中不宜佩戴戒指、手链、手镯、粗长的项链及各种样式的耳饰，不戴墨镜，也不能留长指甲和染指（趾）甲。此外，不宜使用过浓的香水，否则不仅对患者产生不良刺激，还可能会导致某些人诱发哮喘。

（二）护士行为举止的要求

1. 基本体态　体态，是指身体的动作和姿态，是人举止的重要组成部分，是一种具有表露、替代、辅助功能的无声语言。不同的体态可传递不同的信息，可真实反映一个人的基本素质。因此，护士在工作中应始终保持规范而不呆板、稳重而不失敏捷、健康而富有礼貌、充满朝气的体态。护士的基本体态应是文雅、活泼、健康、舒展大方、自然柔美。和蔼的面容、健美的体态能给人以亲切、充满希望的形象。

（1）站姿：站姿又称立姿或站相，是人们在站立时所展现的姿态。站姿是其他姿态的基础，是保持良好风度的关键。我国古代用“站如松”来形容自然、轻松、优美的站姿。

1）站姿的基本要求：站立时身躯正、直，重心上提，一般要做到头正颈直，面部朝向正前方，双目平视，面带微笑或面容自然平和，挺胸收腹，立腰提臀，两肩平齐，外展放松，两臂自然下垂，处于身体两侧，虎口向前，手指自然弯曲，中指对准裤缝。女性护士可将两手相搭轻握在下腹部或两手相握置于脐部（一般右手放于左手上），男性护士还可将双手相握于身后。两腿并拢，两脚稍错开（图 2－2）。脚的放置呈（图 2－3）：①“V”形：双脚根部并拢，两脚尖张开 45°～60°，使身体重心穿过脊柱，落在两腿正中。②“丁”字式：即一脚的后跟接触另一脚的中间，前脚轻轻着地，重心在后跟上，像字母“T”。③平行式：站立时双脚平行，女护士双脚应靠拢，脚尖向前平行；男护士两脚分开，与肩宽相当。正确的站姿不仅给人以美感，而且有利于人体内脏器官发挥正常生理功能。

2）不良站姿：护士在工作过程中应注意避免一些不良站姿。这些站姿要么不雅，要么缺乏敬人之意。常见的不良站姿有扶肩搭背、身躯歪斜、身体抖动或晃动、趴伏倚靠、手插腰际、两腿叉开过大或交叉站立等。

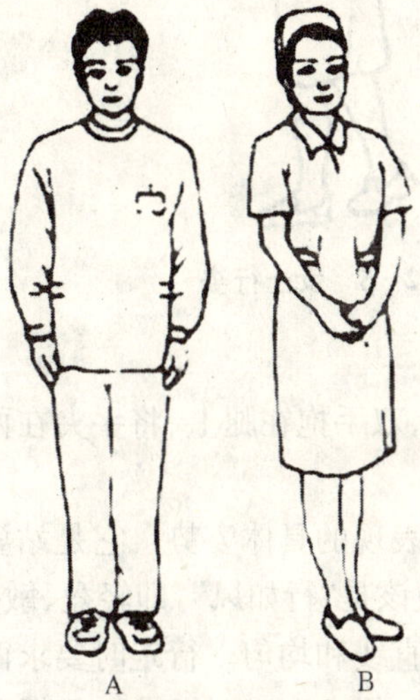

图 2－2　站姿

A. 男士站姿　B. 女士站姿

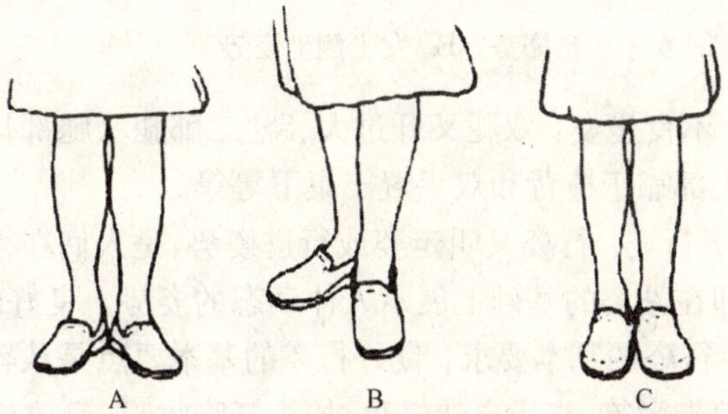

图 2－3　站姿中脚的放置

A. “V”形　B. 丁字式　C. 平行式

(2) 坐姿：坐姿是人就座至坐定后身体所表现的姿势。我国在古代用“坐如钟”来形容良好的坐姿。

1）就座：就座又称入座、落座，是走向座位到坐下这个过程，它是坐姿的重要组成部分。只要条件允许，都应“左进左出”，即从座椅的左侧一方就座，离开时也从左侧离开。护士就座时应轻、缓和稳，先侧身从座椅左侧走进，背对座椅站立，以右脚后移半步，待右腿接触座位边缘后，再轻轻坐下。女性在穿着裙装入座时，应用单手或双手从上往下捋平裙摆，再坐下，以防坐出皱褶或因裙子被打折而使腿部裸露过多。与他人一起就座时，一定要讲究先后顺序，如果对方是老人或服务对象，应在他人就座之后再入座；如果是平辈或朋友、同事之间，可同时入座。切勿抢先入座，失去礼貌。注意座位的尊卑，主动将上座让于他人。

2）坐定的姿势：要求身正腿直，文雅大方。坐定后人体重心垂直向下，腰部挺直，双肩平正，上身正直。臀部不应坐满座位，大体占据椅面的2/3～3/4。女士入座后双脚并齐，双膝靠拢或微微分开，可视情况向一侧倾斜；两臂自然弯曲，两手心向下，双手交叉，叠放于大腿上或椅子扶手上或桌面上（图 2－4）。男士入座后两腿可略分开，但不宜超过肩宽，小腿垂直于地面，两臂自然弯曲，两手心向下，两手放在两腿接近膝盖的地方或扶手上或桌面上。坐定的的姿势应端庄优美，自然舒展。

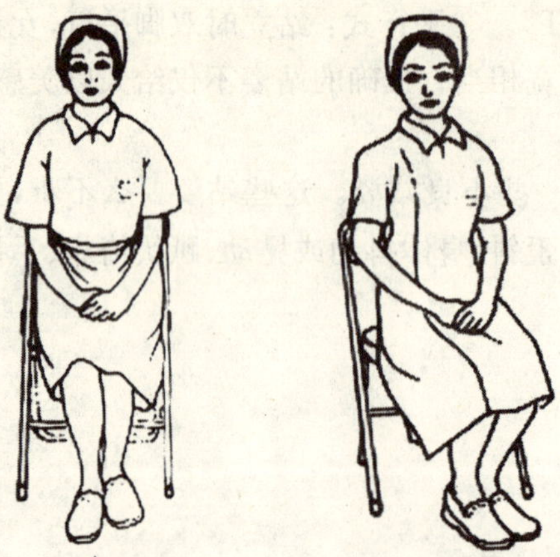

A　　　　B

图2-4　坐姿

A. 女士正坐姿势　B. 女士侧坐姿势

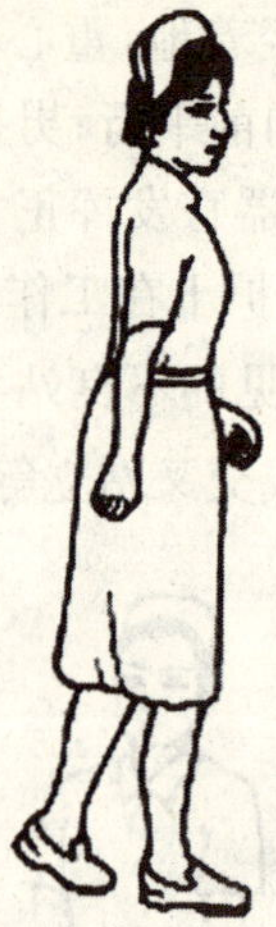

图2-5　女士行姿

3）不良坐姿：双腿叉开过大、跷“二郎腿”、腿部抖动摇晃、双手抱在腿上、将手夹在两腿之间、头部靠于椅背和双手置于桌下等等。

（3）行姿：行姿又叫走姿或行进姿势，是人们在行走时所表现的具体姿势。它是站姿的延续，即在站姿的基础上展示人体动态的姿势。良好的行姿应该是“行如风”，即轻盈、敏捷。

1）行姿的基本要求：良好行姿的基本要点是从容、平稳、直线和均匀。行走时要求两眼平视，面带微笑，步伐自然轻盈，抬头挺胸收腹，肩放松，有节奏（图2-5）。行进时目标要明确，脊背和腰部伸展放松。注意行走时移动的中心在腰部而不是在脚部。膝盖和脚踝部应轻松自如，脚尖正对前方，脚跟先着地，通过后腿将身体的重心移送至前脚，促使身体前移。在行走的过程中，双肩保持平稳，避免摇晃，两手臂自然、有节奏地前后摆动，摆动的幅度以不超过30°为宜。行走时有节奏感，避免在短时间内速度时快时慢。

2）快行步：在抢救患者、处理急诊、应答患者呼唤时，为赶速度、抢时间而表现的短暂的快步称为快行步。为达到以行代“跑”的目的，行走快步时，步态应保持自然，肌肉放松，舒展自如，步速加快，步幅减小，表现快中有稳，快而不慌。

3）不良行姿：内八字和外八字；弯腰驼背，速度多变；步态不雅，勾肩搭背；边走边吃；步子太大或太小；双手插裤兜；落脚过重，声响过大，懒散拖沓，左顾右盼等。

（4）蹲姿：下蹲是由站立的姿势转变为两腿弯曲、身体高度下降的姿势。它是在某些特殊情况下采取的暂时性姿势，时间不宜过长，且要注意以免引起不适。如在整理工作环境、给予患者帮助和拾取地面物品时使用。

1）下蹲的基本要求：在站姿的基础上，两脚分开前后约半步，左脚在前，右脚在后，双脚平行。用单手或双手将裙摆下端向前收拢，身体下蹲。左脚应完全着地，小腿基本与地面垂直；右脚则脚掌着地，脚跟提起。右膝内侧可紧靠于左小腿的内侧，形成左膝高右膝低的姿势。女性应紧靠两腿，男性则可适度分开两腿。臀部向下，基本上右腿支撑身体。用单手或双手从正面或侧面拾取物品。

2）不良蹲姿：突然下蹲；距人过近下蹲；下蹲时不与他人侧身相向；下蹲时有大幅度的弯腰动作；不注意遮掩自己的身体；随意滥用下蹲等。

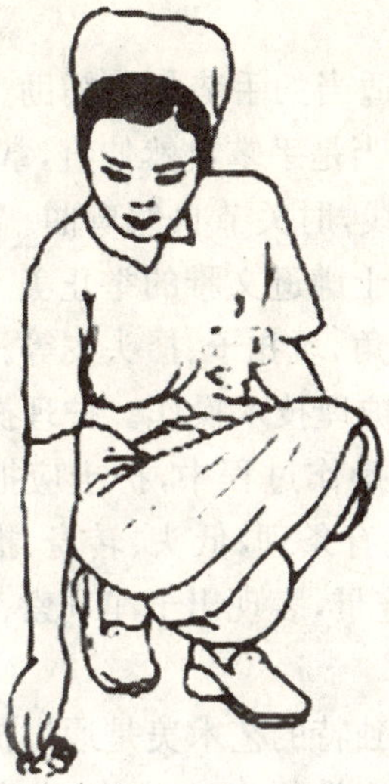

图 2-6　常见的下蹲姿势

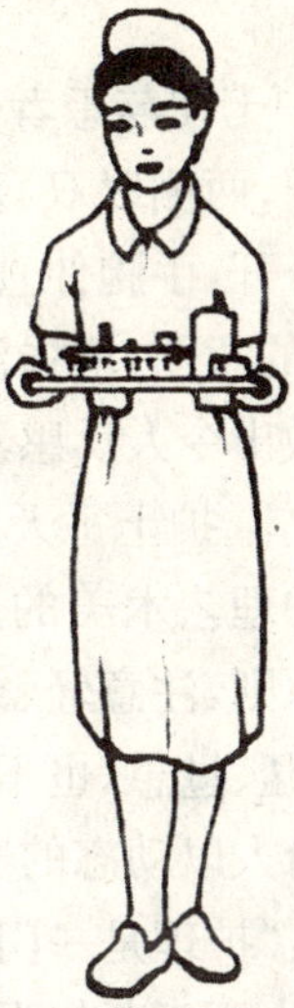

图 2-7　手持治疗盘

(5) 端治疗盘：在站姿或行姿的基础上，肘关节呈 90°并贴近胸侧，重心保持于上臂；双手托住治疗盘，拇指扶住治疗盘中间的两侧，手掌和其余四指托住治疗盘的底部，与手臂一起用力(图 2-7)；取放行进平稳，不触及护士服。开门时不能用脚踢门，而应用肩部将门轻轻推开。

(6) 持医疗文件夹：在站姿或行姿的基础上，一手持文件夹，轻放在同侧胸前，稍外展，另一手自然下垂或轻托文件夹下方(图 2-8)。

(7) 推治疗车：护士使用治疗车时，应采用推车而不要拉车。在站姿或行姿的基础上，双手置于扶手处，把稳方向，身体正直，用力点适宜，动作协调一致，轻稳向前沿直线前进(图 2-9)。在行进中，注意保护治疗车上物品，不要碰撞墙壁或房门。护士推车在走廊中，对面遇患者过来，应将身体侧立旁，让患者先走，体现护士文明礼貌的风范。

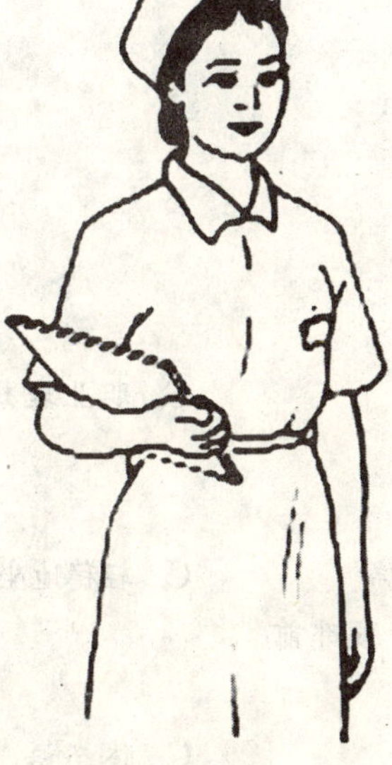

图 2-8　持医疗文件夹

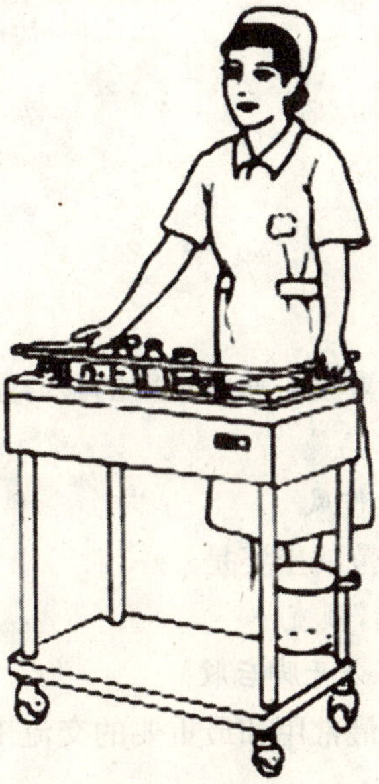

图 2-9　推治疗车

2. 手势与动作

(1) 手势：护士在与患者交流中常需要用一些适当的手势加以辅助。手势的范围应上不过肩，下不过腰，两侧以双肩为界。规范的手势应当是手掌自然伸直，掌心向内向上，手指并拢，拇指自然分开，手腕伸直，使手与小臂成一直线，肘关节自然弯曲。恰当地运用手势，有助于表达自己的意图，增强沟通效果，并能体现护士谦逊文雅的举止美。避免频繁或胡乱使用手势，不要做出令人反感不雅的小动作，如揉衣角、玩扣子、搔头皮等。

(2) 操作动作：护士每天都要为患者进行各项护理技术操作。护理操作不是一般性的简单劳动，而是护理艺术美的展示和凝结。在护理操作过程中，护士应把握科学、协调、用力、优美的基本原则，注意轻、柔、稳、准，快慢适当且有条理，低头、转身、推车、携物、开或关门等动作不宜过猛、过急，也不宜松懈懒散，应协调连贯，表现出干净利索、规范娴熟、美观舒展的护理技术，给人以动态的美感和艺术的享受。

南丁格尔说："护理是一门最精细的艺术。"护理独特的艺术美是通过护士的形象来展示的。护士在工作中要不断加强学习，注意自己的言行举止、仪表仪容，在实践中恪守护士的职业道德和行为规范，进一步提高自身素质，做一名无愧于人们的"白衣天使"。

小 结

素质的形成是一个长期的过程，是人在先天自然条件的基础上，受后天环境、教育的影响，通过自身的认识和社会实践，形成比较稳定的基本品质。具有良好的思想道德素质、科学文化素质、专业素质和身体心理素质是护士从事护理工作的基本条件。

护士的行为规范是护士职业道德的反映，也是护士素质的具体体现。护士通过具有规范性、情感性、保密性的语言行为和端庄的仪表仪态、行为举止等非语言行为，可以充分展现"白衣天使"的美好形象，更好地为全人类的健康服务。

(涂美艳)

综合练习题

选择题

A1 型题

1. 护士素质培养中素质的核心是

A. 思想品德　B. 职业道德　C. 职业理想
D. 职业作风　E. 职业纪律

2. 不规范的坐姿是

A. 头正，颈直　B. 捋平护士服下端　C. 轻稳地坐于椅面的 2/3
D. 双膝分开脚后收　E. 两手轻握，置于腹部前

3. 人类最常用和最重要的交流工具是

A. 语言　B. 类语言　C. 体态语
D. 面部表情　E. 触摸

4. 护士与患者语言交往时，护理用语要求有
A. 语言的规范性、道德性和保密性
B. 语言的情感性、保密性和道德性
C. 语言的规范性、道德性和艺术性
D. 语言的规范性、情感性和艺术性
E. 语言的规范性、情感性和保密性
5. 人际交往中的语言和非语言信息交流，各占比例为
A. 35%和65%
B. 40%和60%
C. 45%和55%
D. 50%和50%
E. 55%和45%
6. 下列哪一种沟通技巧可以提供对方思考和调适的机会
A. 沉默
B. 微笑
C. 抚摸
D. 倾听
E. 提问
7. 护士在与患者进行语言交流中，错误的是
A. 全神贯注
B. 认真倾听
C. 适当反馈
D. 观察反应
E. 真诚，不隐瞒病情
8. 关于人的素质的论述不正确的是
A. 是指个体健康的心理活动
B. 是一种较稳定的心理特征
C. 是人所特有的一种实力
D. 具有先天自然性和后天社会性
E. 需要一个长期的培养锻炼的过程
9. 符合护士语言礼仪要求的做法是
A. 将病情对患者直言相告
B. 为安慰患者而事事承诺
C. 适当夸张以引起患者重视
D. 患者不愿意说的事应设法弄清
E. 对患者致谢或致歉应真诚及时
10. 在护理工作中，不符合护士仪表规范的是
A. 容貌以自然美为主
B. 长发梳理整齐，自然下垂
C. 燕帽应保持整洁端正
D. 不戴戒指、手链等饰物
E. 不使用过浓的香水
11. 护士不规范的站姿是
A. 头正颈直，挺胸收腹
B. 两肩平齐，外展放松
C. 立腰提臀，重心上提
D. 两腿并拢，倚门而立
E. 两手轻握，放于腹前
12. 护士使用手势时，不符合要求的是
A. 上不过肩，下不过腰际
B. 两侧以双肩为界
C. 多用手势以加强沟通效果
D. 注意避免不雅的小动作
E. 要体现护士的举止美
13. 护士的专业素质主要体现在
A. 专业、外语的成绩好
B. 与护士长、同事的关系好
C. 熟练的技术操作和解决实际问题的能力
D. 优良的个性和意志品性
E. 遵守纪律，服从领导的安排
14. 对护理用语的要求不妥的是
A. 语言的保密性
B. 语言要严谨
C. 语言的规范性
D. 语言简洁易懂
E. 护士对治疗的情况不必向患者述说

15. 下列哪一项不是导尿前解释的内容

A. 导尿的目的　B. 导尿的方法　C. 患者的准备

D. 鼓励患者增强信心　E. 熟练的导尿技术

16. 不符合坐姿的一项是

A. 小腿略后收　B. 轻轻落座椅面 2/3～3/4

C. 两手轻握，置于上腹部　D. 双膝并拢

E. 单手或双手向后把衣裙下端捋平

17. 人与人之间交往，用非语言沟通技巧约占

A. 35%　B. 36%　C. 65%

D. 56%　E. 63%

18. 有关护士的语言行为，不正确的是

A. 语言内容谨慎　B. 符合伦理道德原则

C. 不必顾忌患者的隐私　D. 措辞简洁、明确

E. 一般应选用专业术语

19. 有关护士的非语言行为，正确的是

A. 在倾听时要保持眼神的接触　B. 专业皮肤接触只适用于婴儿

C. 面部表情可以反映内心隐衷　D. 语言沟通的效果优于沉默的效果

E. 在人与人的交往中非语言沟通技巧的运用所占比例较高

20. 在倾听技巧中，哪项是不可取的

A. 全神贯注　B. 集中精力　C. 双方保持合适距离

D. 用心听讲　E. 不必保持目光的接触

A2 型题

21. 李先生，25 岁，因患肺炎，需要静脉输液，不属于护理操作前解释用语的是

A. 本次操作目的　B. 患者准备工作　C. 讲解简要方法

D. 执行者的承诺　E. 谢谢患者的合作

22. 梁某，女性，77 岁，患冠心病入院。患者因年迈听力下降，护士的沟通方法不妥的是

A. 让患者看见护士的脸部和口形　B. 用手势和表情加强信息的传递

C. 让患者用点头或摇头来回答问题　D. 适当采取抚摸加强沟通效果

E. 交流时给患者以充分的时间

23. 小陈护士是患者李某的责任护士，但第一次交谈就失败，请分析以下哪一因素是造成其失败的原因

A. 表情沉着、从容　B. 在患者吃饭前进行交谈

C. 热情介绍自己　D. 选择一个安静环境进行交谈

E. 仪表大方、整洁

24. 周先生，78 岁，已婚，在家里突然昏倒，立即被送入医院，诊断为脑血管意外，他的家人告诉护士，王先生在发病前几日，一直自服降压药以控制他的高血压。现在周先生意识恢复，但左侧肢体不能自主活动，出现瘫痪。当周太太询问患者痊愈情况时，你应如何回答

A.“很难说，但多数患者至少需要 1 年以上才能痊愈。”

B.“你好像对是否能恢复你们过去的生活方式很焦虑。”

C.“担心是否能痊愈是很正常的，康复需要时间，进程会稍慢一些。”
D.“你有些焦虑是正常的，但是没有办法可以估计你丈夫的恢复情况。”
E.“不要急，王先生很快就会恢复如常的。”

B型题

A. 较高的慎独修养　　B. 较强的实践技能
C. 护士应与患者的情绪保持一致　　D. 文雅健康的姿态
E. 具有特殊的科研技能

25. 护士应具备的思想品德素质是
26. 护士应具备的专业素质是

A. 言语要清晰、温和　　B. 语言内容严谨，符合伦理道德原则
C. 语言简洁、通俗、易懂　　D. 言语中充满同情心和真诚
E. 对患者的生理缺陷要保密

27. 属于语言的保密性的是
28. 属于语言的情感性的是

X型题

29. 下列哪些是护士应具备的基本素质
A. 诚实的品格和较高的修养　　B. 护理理论和人文科学知识
C. 较强的实践技能和观察分析问题的能力　　D. 具有健康的体魄和心理
E. 情绪易感，能体会患者的感受

30. 下列对于护士仪表素质的描述正确的选项是
A. 护士服样式应简洁透气，易消毒
B. 护士服颜色宜多姿多彩
C. 护士鞋和袜的颜色可以是单色，也可以是复色的
D. 工作时不宜佩戴夸张的饰物
E. 护士工作时可化淡妆

31. 下列对于护士姿态的描述正确的选项是
A. 站立时收腹挺胸，脚尖和脚跟均并拢
B. 坐姿时背部向前倾斜与大腿成锐角，双膝并拢
C. 行走时步幅大而均匀，步速稍快
D. 站立时双手可自然下垂或在体前交叉
E. 行走时双臂自然摆动

32. 护士语言行为规范的要求包括
A. 规范性　　B. 情感性　　C. 保密性
D. 可信性　　E. 实用性

（涂美艳）

第三章 护理学的基本概念和护理理论

学习目标

1. 简述护理学的性质和范畴。
2. 解释整体护理、系统、压力、适应、自理等。
3. 解释人、环境、健康、护理的概念并说出4个基本概念的相互关系。
4. 叙述护患双方常见的压力源。
5. 阐述护理相关理论在护理中的应用。
6. 比较各种护理模式对四个概念描述的异同。

任何学科的发展都要建立在其指导实践的理论知识体系之上，护理学作为一门独立的学科，拥有自己独特的知识体系，这些知识体系包括护理概念、护理理论和护理模式。护理学的基本概念在实践中的应用，改变了护理人员只凭传统经验和直觉的工作方法，使护理工作朝向科学性、自主性和独立性的方向发展。护理理论的形成丰富和完善了知识体系，从而促进护理专业的发展。护理模式的提出为护理实践、教育、科研和管理提供了依据，对护理专业的发展具有一定的指导意义。

第一节 护理学的任务、性质和范畴

一、护理学的任务

随着护理学科的发展，人们健康意识的提高，护理工作不仅是在医院，而且扩展到家庭和社区，护理的对象也发生了转变，不仅是患者而且是所有的人。护理工作的任务是促进健康、预防疾病、恢复健康、减轻痛苦。

（一）促进健康

促进健康是指帮助个体、家庭和社区获取维持或增进健康时所需的知识和资源，使之维持最佳健康水平或健康状态。例如宣传养成良好的习惯、建立健康的生活方式、提供合理的饮食、加强体育锻炼、吸烟有害健康等的意义。

（二）预防疾病

预防疾病是指人们采取积极的方法控制不良行为和健康危险因素，预防和对抗疾病的过程。用于消除或减少危害健康的因素，避免或延迟疾病的发生，阻止疾病的恶化，达到最佳的健康状态。如预防接种、增强免疫力、教会人们自我监测技术、提供保健措施等。

（三）恢复健康

协助康复是指帮助患者或健康欠佳的人，改善健康状态，提高健康水平。如临床护理、康复训练等。

（四）减轻痛苦

减轻痛苦是指护理人员运用掌握的知识和技术帮助患者解除身心痛苦。如癌症晚期患者、临终患者的护理等。

二、护理学的性质

护理学是生命科学中综合自然、社会及人文科学的一门应用性学科。护理学包含了自然科学，如生物学、物理学、化学、生理学、解剖学等知识，也包含了社会及人文科学，如心理学、社会学、伦理学等。护理学作为一门独立的学科，与医学、药学、营养学等共同组成了整个医学领域，与临床医学、预防医学起着同等重要的作用。

三、护理学的范畴

护理学所研究的范畴涉及自然、社会、文化、教育和心理等方面，是健康科学的重要组成部分。护理学的范畴随着护理实践的深入而逐渐发展，它包含护理理论与护理实践两大体系。

（一）护理学的理论范畴

护理学的理论研究对护理专业的发展起着至关重要的作用。护理理论主要包括护理的基本概念、护理模式、护理的相关学科理论，如心理学、美学、管理学、伦理学、教育学等。这些理论用科学的方法描述和解释护理现象，从科学的角度说明护理工作的性质，阐明护理知识的范围和体系，确立以理论为基础的护理理念和价值观，指明了护理专业的发展方向。

（二）护理学的实践范畴

1. 临床护理　对象是患者，其内容包括基础护理和专科护理。

(1) 基础护理：是内、外、妇、儿等各专科护理的基础，是研究并应用护理的基本知识、基本技能和基本态度方法来满足患者生理、心理、社会、治疗等各方面的需求。如饮食护理、排泄护理、临终关怀以及基本护理技能操作（各种注射法、服药法、输血法、导尿术、灌肠术等）。

(2) 专科护理：以护理学及相关学科理论为基础，结合临床各专科患者特点及诊疗要求，为患者进行身心整体护理。如各专科疾病的护理、急救护理、康复护理以及专科护理技能操作（呼吸机的使用、各种引流管的护理、心脏除颤术、透析技术等）。

2. 社区护理　社区护理的对象是一定范围的居民和社会群体，是以临床护理的理论知识和技能为基础，以整体观为指导，结合社区的特点，深入到社区、家庭、学校、工厂、机关等，开展疾病预防、妇幼保健、家庭护理、健康教育、健康咨询、预防接种及防疫灭菌等工作。并通过健康促进、健康教育、管理协调和连续性照顾，直接对社区内个体、家庭和群体进行护理，以改变人们对健康的态度，帮助人们实践健康的生活方式，最大限度地发挥机体的潜能，促进全民健康水平的提高。

3. 护理教育　是以护理学和教育学理论为基础，培养适应医疗卫生服务和医学科学技术发展需要的护理人才。护理教育一般分为学校教育、毕业后继续教育两大类。在我国学校教育分为中专教育、大专教育、本科教育、研究生教育;毕业后继续教育是为在职护理人员提供的,以学习新理论、新知识和新技术为目标的终身性教育。

4. *护理管理* 是运用现代管理学的理论和方法,对护理工作的诸多要素——人、财、物、时间、信息等要素,进行科学的计划、组织、指挥、协调和控制等的系统管理,以确保护理工作场所能提供正确、及时、安全、有效、完善的护理服务,提高护理工作效率和效果,提高护理质量。

5. *护理科研* 护理学的发展需要护理科研的支持和推动。护理人员运用各种科学方法,将护理理论与护理实践紧密结合,使护理技术、护理方法、护理设备不断得到更新。其目的是促进人的健康,减轻患者痛苦,挽救危重者生命。

第二节 护理学的基本概念

一、基本概念

人、环境、健康、护理 4 个基本概念构成了护理的宗旨。

(一)人

护理学研究和服务的对象是人。对人的认识是护理理论和实践的核心和基础。护理是为人的健康服务的。人是生物、心理、社会的统一体。

1. *人是统一的整体* 人是生物有机体,是有思维、从事劳动、过着社会生活的人,因此人具有生物和社会双重属性。在人身上既能体现物质活动,又体现在此基础上产生的精神和社会活动。三者不可分割,相互影响,形成一个统一的整体。如生理疾病会影响人的情绪和社会活动,长期的心理压力和精神抑郁也会造成身体的不适。

2. *人是一个开放系统* 人作为一个生物系统,不是孤立存在的,它不断地与内外环境进行着各种物质、能量、信息的交换,维持机体的平衡,促进身心健康发展。如环境污染导致疾病增加;现代生活的压力使人的心理健康受到影响等。但人又可发挥主动性来影响和改变环境,如植树造林、治理荒漠、保护野生动物、控制环境污染等。因此,人既受环境的影响,又可影响环境;既可适应环境,又可改造环境。护理人员应尽力为患者创造一个适合休养的良好环境。

3. *人有基本需要* 人既指个体,也包括家庭和社区的群体;既包括患者,也包括健康人。人具有生理的、心理的、社会的多层次的需要。不同年龄阶段的人有不同的生长发育特点及不同的层次需要,如饮食、排泄、感知、尊重及实现人生价值等。护理人员应根据护理对象的不同年龄和发展特点,运用不同的方法满足患者的基本需要,使其处于最佳的健康状态。

4. *人对自身的健康有所追求* 每个人都希望自己有健康的身体、健全的心理状态和良好的社会适应能力,努力运用不同的方法来满足其对健康的追求。不同的人有不同的自我护理能力,如健康时,采取营养膳食、体格锻炼、增强免疫力等方式来促进自身健康;患病后,则通过积极参与护理活动来努力恢复健康。护理人员应调动患者的主观能动性,挖掘其潜能;通过宣传、教育等方式丰富患者的健康知识,以增强或恢复其自理能力,从而提高其生活质量。

（二）环境

人生活在环境中，人的健康与环境息息相关。环境包括内环境和外环境。内环境是指人的生理和心理环境，如人体内的消化系统、心血管系统、心理状态等；外环境是指自然环境和社会环境，如居住条件、空气、树木、水、人的社会交往、风俗习惯以及政治、经济、法律、宗教制度等。

1. 环境与人相互依存　人类的一切活动都离不开环境，人类与环境相互作用、相互依存，任何人都无法离开环境而生存发展。人类为了满足生活和生产的需要，不断地向环境索取资源，同时又不断地把生活中产生的废物排泄到环境中。环境是动态变化的，人类必须不断地调节自己去适应环境变化，同时又要通过自身力量来改变环境，以利生存。

2. 环境与人的健康密切相关　人可以改变环境，也受环境影响。如大量的砍伐、开采、捕猎、排污等使得环境破坏，给人的健康造成危害，导致疾病的发生，疾病又进一步影响人的情绪、社交等；反之，植树、造林、种草等控制对资源的开发、建立自然保护区和对环境治理，可以促进人的健康，良好的环境能帮助患者康复。因此，护理人员应掌握有关环境与健康的知识，为人类创造良好的生活、休养环境。

（三）健康

健康是人类的基本要求和权力。随着社会的发展，人们生活水平的提高，人类对健康的认识也不断深化。1948 年世界卫生组织（WHO）给健康下的定义是：健康，不仅是没有躯体疾病，还要有完整的生理、心理状态和良好的社会适应能力。

1. 健康是动态的、连续变化的过程　健康与疾病是一个连续的过程，没有明显的界限，健康是相对的，不是绝对的。没有绝对的健康，也没有绝对的疾病。假设以一条直线来表示人的健康状况，线的一端为极佳健康，另一端为死亡，每个人都能在这直线上找到相应的位置，这位置随时都在变化（图 3－1）。例如：实习护士小刘，今天在空调病房工作了一天，精力充沛、心情舒畅、动手性强。第二天，她感冒了，发热、头痛、乏力，她的健康状况就出现了变化。

最佳健康　健康良好　正常　不适　疾病　病危　濒死　死亡

←――――――――――――――――――――――――――→

图 3－1　健康与疾病动态连续过程图

2. 健康是一个整体的概念　从 WHO 的健康定义可以看出，人的健康包括生理、心理、社会等各方面，任何一方面出现异常都会影响人的健康，因此健康是一个整体的概念。如某些人没有生理疾病，但精神不愉快、抑郁、沮丧、人际关系不良，这些会使其处于不健康的状态；而有些人虽然患有较严重的躯体疾病，但心胸开朗、乐观，保持正常的社会交往，能最大限度地发挥自己的潜能，使其处于较健康状态。

3. 健康受多方面因素影响　每个人对健康都有自己的看法，由于信念、社会背景、经济水平、文化观念等不同，对健康的理解和认识不同，进而采取维持和促进健康的方式也有所差异。

（1）生理因素：是影响健康的主要因素，包括遗传、种族、性别及生长发育水平等。

（2）心理因素：古人云："喜伤心、怒伤肝、思伤脾、忧伤肺、恐伤肾。"这说明人的情绪可以致病。

（3）环境因素：环境对人的健康影响极大，很多疾病都与环境有关。如气候、食物、水、土壤、卫生条件、住宅等都对人的健康产生影响。

(4) 生活方式：良好的生活方式对人产生积极的影响，如适当运动、戒烟限酒、定期体检、远离毒品、生活有规律等；不良的生活方式对健康产生消极的影响，如缺乏锻炼、吸烟酗酒、暴饮暴食等。

(5) 医疗保健：保健系统是否健全、完善，也会对人的健康产生影响。

(6) 社会因素：社会的政治、经济、治安及职业环境等因素影响人们的健康水平和健康认识。

(四) 护理

护理的概念是随着护理专业的形成和发展而不断变化和发展的。1980 年美国护士协会(ANA)将护理定义为：护理是诊断和处理人类对现存的和潜在的健康问题的反应。这一定义指出：①护理的对象是整体的人；②护理研究的是人对健康问题的反应；③护士运用护理程序的方法，实现护士“促进健康、预防疾病、恢复健康、减轻痛苦”的基本职责。

1. 护理是科学、艺术、人道主义的结合

(1) 科学性：护理是一个专业，是为人的健康服务的过程。护理活动以护理学、基础医学、社会人文科学等知识和理论为指导，严格遵循科学规律，而不仅是凭经验。

(2) 艺术性：护理人员必须针对患者千差万别、各不相同的情况，灵活地、因人而异、创造性地应用科学知识和能力，为患者提供有效和高质量的护理。

(3) 人道主义：护理人员对待患者要一视同仁，尊重个体，注重人性，具有同情心、爱心、耐心，设身处地为患者着想。对于完全失去自理能力的患者，护理人员要帮助患者满足一切生存的需要；对于部分能力丧失的患者，护理人员要协助他们满足需要；对于能自理的患者，护理人员要提供宣传、教育、指导。

2. 护理与健康密不可分　护理贯穿于人生命的全过程，通过护理活动，为护理对象创造良好的环境，帮助护理对象提高应对和适应能力，满足护理对象的需要，使其向最佳健康状态方面转化。护理活动主要表现在以下几方面。

(1) 在临床护理活动中，给患者提供整体护理，使其早日康复。这是护理专业的核心工作。

(2) 开展健康教育，通过宣传、讲座、录像、广播、报纸等方式，发布健康信息，矫正人们不良的生活方式和行为。

(3) 预防接种，增强人们对传染病的抵抗力；采用隔离的方式控制传染源、切断传播途径，防止传染病扩散。

(4) 开展健康普查，做到早发现、早诊断、早治疗。

(5) 参与环境安全的规划，为特殊人群创造一个良好的病区、家庭、社会环境。

二、4 个基本概念的相互关系

人、环境、健康、护理 4 个基本概念是密不可分的，缺少其中的任何一个概念都不能使护理成为独立的学科，且不能成为专业。4 个概念的核心是人，护理的对象是人。人生活在环境中，与环境相互影响，人健康时，内外环境处于平衡状态，需要得到满足。人的健康与疾病随时会发生变化。人的健康是护理的中心。护理贯穿于人和环境之中，护理的任务是创造良好的环境，并帮助护理对象适应环境，从而达到最佳健康状态。

三、整体护理

现代医学模式的转变，自然科学和社会科学渗透到现代医学中，使得人们思路更加开阔，从更高的角度来理解、观察和评价健康，护理人员把它自觉地应用到护理工作中指导护理实践。整体护理就是在这样的情况下产生的，它标志着护理思想和观念发生了重大的变化，极大地丰富和完善了护理学的理论体系，提高了护理的质量。

（一）整体护理的概念

整体护理是以人为中心，以现代护理观为指导，以护理程序为基础框架，并把护理程序系统化地运用到临床护理和护理管理的工作模式。整体护理是护理学的基本框架之一，它始终贯穿于研究和发展护理理论及相关护理概念的过程中，是我们解决复杂的健康问题的指导思想。它包括以下内涵：

1. 把人视为一个整体　护理服务的对象从患者扩大到健康人，护理服务的范围是人生命的全过程，从出生到衰老，以至临终各个阶段。整体护理以护理对象是开放性整体为思考框架，把人视为一个整体，即从生理、心理、社会、文化、精神等方面考虑人类现存或潜在的健康问题，并按护理程序来解决这些问题。同时，整体护理要求为护理对象提供全方位护理时，要考虑个体生长发育的不同阶段和不同层次的需求。

2. 把护理工作看作一个整体　整体护理体现了将临床护理、护理管理、护理教育、护理科研等方面整合于一体的护理思想，使护理工作各个环节，以及护理人员之间、护理人员与护理对象之间、护理人员与其他医务人员之间的关系紧密联系，环环相扣，整体协调一致，通过科学的管理方法解决护理工作中的问题，不断提高护理质量。

3. 把护理与环境视为一个整体　护理工作是一个开放的系统，它是整个社会大系统中的一个子系统。护理的发展必然受到外部各种环境因素影响。整体护理从政治、法律、经济、科学文化、社会环境等方面把护理与外部环境作用所产生的问题视为一体综合考虑，并通过一些决策和手段来解决这些问题。

（二）整体护理的实践特征

1. 以现代护理观为指导　现代护理观是以现代科学理论和现代医学观作为指导思想，提出护理是以人的健康为中心，护理工作涉及人生命的全过程，它的工作范围不仅局限于医院，还要深入到家庭和社区。

2. 以护理程序为核心　护理程序是科学地确认和解决问题的工作方法。整体护理是以护理程序为核心，把临床护理与护理哲理、护士的职责与行为评价、人员的组织结构、标准护理计划和教育计划、护理表格的制作与作用、护理质量控制等各个环节有机地结合在一起，做到紧密联系，协调一致。确保护理人员在临床护理和护理管理工作中，自觉地运用护理程序的科学方法和行为方式进行工作，从而促进护理专业的发展和护理质量的提高。

3. 实施主动的计划性护理　整体护理的提出使得护理人员的主动性、积极性和潜能得到充分发挥。护士不再是被动地执行医嘱和常规护理，而是全面评估、科学决策、系统实施、客观评价的主动调控过程。在临床护理中已形成了一种有计划的、系统的实施护理的特定工作程序。

4. 体现护患合作的过程　整体护理重视患者和家属的参与，挖掘他们的自护潜能，通过健康教育和示范提高他们的自护能力，加强了护患关系的合作。

第三节　护理相关理论

护理学是一门综合性的应用学科，它以相关学科的理论知识作为自己的支持性理论，这些理论有助于护理学的发展。

一、系统论

系统论的观点起源于20世纪20年代，由美籍奥地利理论生物学家贝塔朗菲(L. V. Bertalanffy)提出，1937年他又进一步提出了一般系统理论。系统理论主要解释了事物整体及其各组成部分间的关系，以及这些组成部分在整体中的相互作用。20世纪60年代后，系统论得到广泛发展，其理论与方法渗透到有关自然和社会的一切科学和生产、技术领域，日益发挥重大而深远的影响。

相关阅读

贝塔朗菲生平

贝塔朗菲，系统论之父，一般系统论的创始人。1901年9月19日生于奥地利首都维也纳附近的阿茨格斯多夫，1972年6月12日卒于美国纽约州布法罗。1924—1928年曾多次发表文章阐述系统论的思想。1926年获维也纳大学哲学博士学位，毕业后在该校任教。1937年起，他先后在芝加哥大学、渥太华大学、阿尔贝塔大学、纽约州立大学等处任教。1937年，他提出了一般系统论的初步框架，1945年在《德国哲学周刊》第18期上发表《关于一般系统论》的文章，但不久毁于战火，未被人们注意。1947年在美国讲学时再次提出系统论思想。1950年发表《物理学和生物学中的开放系统理论》。1955年出版专著《一般系统论》，成为该领域的奠基性著作。贝塔朗菲的伟大理论在20世纪六七十年代才受到人们重视。1972年发表《一般系统论的历史和现状》，把一般系统论扩展到系统科学范畴。

(一) 系统的概念

1. 系统　系统是指由若干相互联系、相互作用的要素所组成的具有一定结构和功能的整体。系统的各个要素之间都是相互联系、相互制约的，每一个要素都具有自己独特的结构与功能，但系统的功能不是各要素功能的简单相加，构成系统的各要素之间必须相互作用、有机融合才能构成系统整体，从而具有孤立要素所不具备的新功能，所以系统整体的功能大于各要素功能之和。

系统广泛存在于自然界、人类社会和人类思维中。每一个系统的组成千差万别，但系统的目标都是维持内部诸要素的稳定与平衡，同时持续不断地与环境相互作用，并适应环境。

2. 次系统与超系统　系统是按复杂程度依次排列组织的。较简单、低层次的系统称为次系统，较复杂、高层次的系统称为超系统。对于某一个系统而言，既可以分为许多较简单的，相互联系、相互作用的次系统，同时，每一个系统又是其上一层系统即超系统的一部分。如人作为一个系统，由呼吸、消化、循环等次系统组成，人又是家庭这一超系统的次系统，而家庭又是社区的次系统。一个系统是次系统还是超系统是相对而言的(图3-2)。

3. 封闭系统与开放系统　封闭系统是指与环境联系不密切，即很少或几乎没有与环境

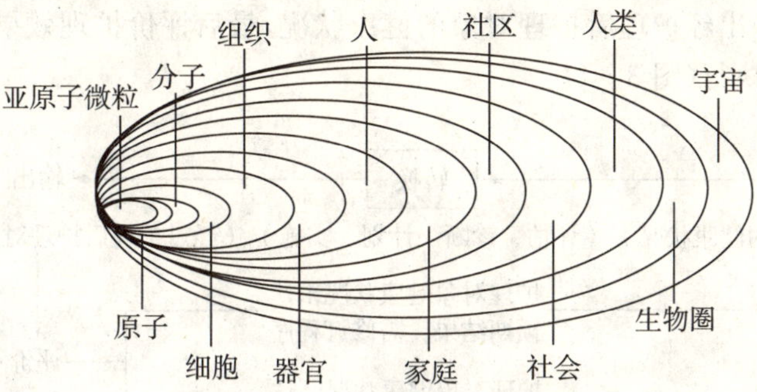

图 3－2　一般系统理论示意图

发生物质、能量和信息交流的系统。由于事物之间总是存在着千丝万缕的联系，因此绝对的封闭系统是不存在的。开放系统是指与环境有较多的物质、能量和信息交流的系统。开放系统与环境的联系是通过输入、转换、输出与反馈来完成的(图 3－3)。

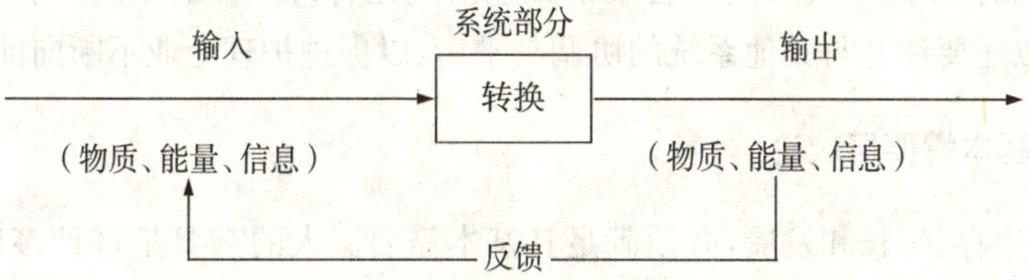

图 3－3　系统功能示意图

（二）系统理论与护理

1. 系统理论对人的认识

(1) 人是一个整体：人是一个由无数次系统组成的自然系统，每个次系统的变化都会影响其他次系统和整个系统的运作。因此，对待护理对象时，既要注意某一系统、器官的病变，又要考虑对其他系统的影响，还要分析由此给护理对象心理、社会方面带来的影响。应把护理对象视为一个整体，不但要了解其身体状况，还要关心他的心理、社会、精神、文化等情况，促进其整体功能的恢复和发挥。

(2) 人是一个开放的系统：人是一个面向外环境的开放系统，每时每刻都在与环境进行着物质、能量和信息的交换。人体系统活动的基本目标是保持机体的平衡，也就是机体内部各次系统之间和机体与环境间的平衡。人只有处在内环境稳定的状态中，才能不断适应外环境的变化，避免受到伤害，减轻损伤和适应压力。护理的功能就是帮助个体调整内环境去适应外环境的不断变化，以获得或维持身心的平衡。人作为一个开放系统，受到所处自然环境和社会环境的影响，要维持人的健康，不能只局限于调整机体内各系统、各器官的协调和平衡，还要关注家庭、群体、社区和社会等超系统对机体的影响，这样才能使系统的整体功能更好地运转。

2. 系统理论在护理中的应用

(1) 系统理论是护理程序的基本框架：护理程序是一种建立在开放系统中的科学的工作方法，并与周围环境相互作用。在开放系统模式的框架中，把护理活动纳入了有计划、有顺序、有目的的系统活动中，其输入部分为护理对象原来的健康状况，通过评估、诊断、计划、实施的转换过程，输出经护理后护理对象的健康状况，最后评价护理效果，以决定护理活动终止或修订后继续执行(图 3－4)。

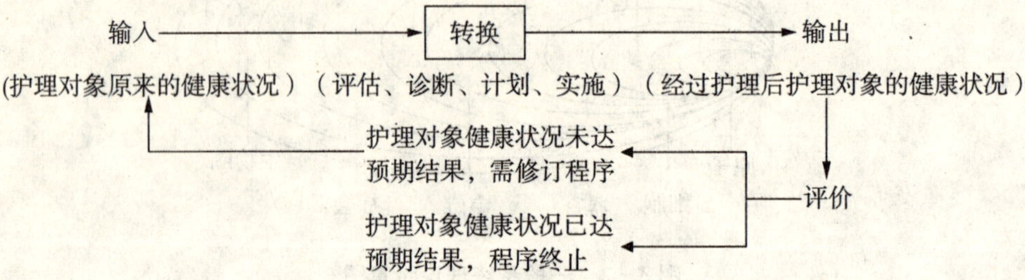

图 3－4　护理过程系统模式示意图

(2) 护理系统是一个动态的、开放的系统：护理系统包括临床护理、护理管理、护理教育、护理科研等一系列相互关联、相互作用的次系统。护理要发展，必须使其内部诸要素之间互相协调；同时，护理系统又与社会政治、经济、文化、科技，特别是医疗等系统相互作用、相互制约，所以还要注意与其他系统的协调与平衡，以促进护理专业不断向前发展。

二、人的基本需要层次论

人类为了生存、生长和发展，必须满足其基本需要。人的需要是多种多样的，包括生理的、心理的和社会的。许多心理学家、哲学家对需要进行了研究，提出了不同的需要理论。其中影响最大，应用最广的是美国著名心理学家马斯洛(A. H. Maslow)所提出的需要层次理论。

相关阅读

马斯洛生平

马斯洛(1908—1970 年)为美国社会心理学家、人格理论家和比较心理学家，人本主义心理学的主要发起者和理论家，心理学第三势力的领导人。他出生于纽约市布鲁克林区一个犹太家庭，童年时体验了许多的孤独和痛苦。1926 年他进入康乃尔大学学习，3 年后转至威斯康辛大学攻读心理学。1930 年获学士学位，次年获得心理学硕士学位，1934 年获心理学哲学博士学位，之后留校任教。他先后在哥伦比亚大学、纽约布鲁克林学院、布兰戴斯大学等处任教。1943 年他发表的《人类动机理论》一文和 1954 年出版的《动机与人格》一书，提出人的需要有不同层次，论述了不同层次之间的关系，从而形成了人类基本需要层次理论。

(一) 需要层次论的主要内容

马斯洛认为，人的基本需要得到满足时，他即处于平衡状态，否则会引起疾病。马斯洛把人的基本需要归纳为 5 个层次：生理需要、安全需要、归属关系和爱的需要、尊重的需要、自我实现的需要。

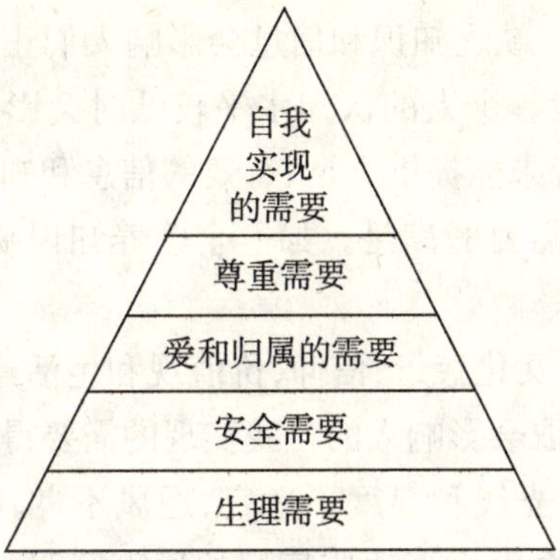

图 3-5　马斯洛人类需要层次论

1. *生理需要*　是人类最原始、最基本的需要，如食物、空气、水、睡眠、排泄、清洁等。一般来讲，生理需要是优先产生的。当生理需要满足后，人类便会产生更高层次的需要。反之，一个人的生理需要得不到满足时，其他需要会被推到次要地位。

2. *安全的需要*　人需要一个安全、有秩序、可预知、有组织的环境，不被意外、危险的事情所困扰，如安全感、生活稳定、有保障、受保护、避免危险与恐惧。

3. *爱和归属的需要*　是指需要爱、亲密感、归属感和有意义的人际关系。希望和周围人们友好相处，成为群体的一员；希望得到他人的信任和友爱，包括爱他人、被爱和有所归属，免受孤独、空虚、被遗弃等痛苦。

4. *尊重需要*　是个体对自己的尊严和价值的追求，包括自尊、被尊重和尊重他人。尊重需要的满足使人感到有价值、有力量，使人自信、有成就感。尊重需要得不到满足，人便会产生自卑、软弱、无能等体验。

5. *自我实现的需要*　是指个人能力和潜能得到充分发挥，力求实现自己的理想和抱负，是人类最高层次的需要。

各层次需要从低到高，一个层次的需要相对地满足了，就将向高一层次发展，越到上层，满足的百分比越少，但程序不是完全固定的。在同一时期内几种需要同时存在，各层次的需要相互依赖与重叠。高层次的需要发展后，低层次的需要依然存在，只是对行为影响的比重减低而已，每一时期内总有一种需要是占支配地位的。

（二）影响需要满足的因素

人的基本需要满足的程度与健康状况密切相关，当人的基本需要不能得到满足时，就会直接或间接影响其生理功能，甚至造成疾病。所以，了解阻碍人的基本需要满足的因素非常必要。

1. *生理、病理因素*　疾病、疲劳、疼痛、损伤、活动受限等可导致若干需要不能满足。如脑出血的患者常出现头痛、恶心、呕吐、偏瘫、失语等，影响了氧气、营养、休息、安全、活动、沟通等基本需要的满足，长期治疗又会进一步影响其自尊和自我实现需要的满足。

2. *心理因素*　人处于焦虑、恐惧、愤怒、兴奋或抑郁等状态时会影响基本需要的满足。如过度的焦虑会引起食欲下降、失眠、注意力不集中，进一步又会影响其营养的摄入、工作学习效率等，使其基本需要无法得到充分满足。

3. 认知障碍和知识缺乏　缺乏知识和信息会影响人们正确地认识和识别自我需要，以及选择满足需要的途径和手段。个人的认知水平较低时会影响有关信息的接受、理解和应用；同时，如果卫生保健工作者未能提供充足、有效的信息和知识，也会使护理对象处于知识缺乏的状态，从而影响其基本需要的满足。如一个营养知识缺乏的人无法正确选择有利于自身健康的食品。

4. 个人因素　人的习惯、文化背景、信仰、价值观和生活经历使其在寻求需要满足时各有不同。如安于现状、不思进取会影响人的自我实现的需要得到满足。

5. 环境因素　环境陌生、光线和温度不适宜、通风不良、噪音等都会影响需要的满足。如住在重症监护病房的患者，会由于不适应病房的通宵照明、各种仪器的声音、治疗和操作的干扰等而无法很好地休息及睡眠。

6. 社会因素　缺乏有效的沟通技巧、社交能力差、人际关系紧张等影响需要的满足。

7. 文化因素　信仰、价值观、风俗习惯、教育等也影响需要的满足。

（三）需要理论与护理

护理的功能是满足患者的需要，所以基本需要理论已被护理工作者广泛地应用于护理工作的各个领域。一方面它可以界定护理的范围和任务；另一方面为护士识别患者和其他服务对象的需要提供了一个框架，指导护士评估患者未被满足的需要，从而更好地实施对患者的护理。

1. 帮助护士识别患者未被满足的需要　人在健康状态下能够由自己满足各类需要，但患病时就会有许多需要不能自行满足。护士应能判断患者有哪些需要未被满足，并了解其对患者造成的影响，以制定和实施相应的护理措施来帮助患者满足需要，恢复机体的平衡与稳定。患病时可能出现的未被满足的需要如下：

(1) 生理的需要：

1) 氧气：缺氧、呼吸道感染、呼吸道阻塞。

2) 水：脱水、水肿、电解质紊乱、酸碱平衡失调。

3) 营养：肥胖、消瘦、各种营养缺乏、不同疾病的特殊饮食要求。

4) 体温：发热、体温过低、体温失调。

5) 排泄：便秘、腹泻、大小便失禁、胃肠手术后的调整。

6) 休息和睡眠：疲劳、各种睡眠型态紊乱。

7) 避免疼痛：各种急、慢性疼痛。

(2) 刺激的需要：患者在患病的急性期对刺激的需要往往不明显，当急性期过后此需要逐渐明显起来。如卧床患者需要翻身、适当的肢体活动，以防止皮肤受损和肌肉萎缩。

长期单调的生活不但会引起情绪低落和体力衰退，智力也会受到影响。所以护士应注意满足患者刺激的需要，美化病区环境，及时做好健康教育，鼓励患者和周围的人保持沟通，安排适当的娱乐。

(3) 安全的需要：人在患病时安全感会降低，感到健康没有保障，孤独无助，担心得不到良好的治疗、护理，对各种治疗和检查有疑虑，对医护人员不信任，担心经济问题等。患者安全的需要包括：

1）避免身体损伤：应防止发生各种意外，如避免由于地板过滑、没有床档导致的摔伤；保持室内安静；严格无菌操作以防止感染；预防各种并发症等。

2）避免心理威胁：做好入院介绍和健康教育，讲解疾病的发展、康复和预防措施、预后等，增强患者的信心和安全感，取得患者信任。

(4) 爱与归属的需要：人在患病后常常会产生孤独感，因此爱与归属的需要也就变得更加强烈。患者希望得到亲人、朋友、周围人的关心、理解和支持。所以，应建立良好的护患关系，允许家属探视，并鼓励其参与患者的护理，帮助患者之间沟通和建立友谊。患者只有在获得安全感和归属感后，才能真正接受护理。

(5) 自尊与被尊重的需要：人在爱与归属的需要得到满足后，也会感到受重视和尊敬，这两种需要是相关的。患病后影响自尊需要的满足，患者会因某些方面的能力下降而影响对自身价值的判断，担心失去价值或成为别人的负担。护士应帮助患者，让其感到自己是重要的、是被别人接受的。护士在与患者的交往中要主动介绍自己，礼貌地称呼患者并听取患者的意见，让患者做力所能及的事情，使患者感到自身价值的存在。

尊重患者的隐私，为患者保密；进行检查或操作时应遮盖身体的隐私部位；尊重患者的习惯、价值观、信仰等。

(6) 自我实现的需要：自我实现需要的产生和满足程度是因人而异的。护理的功能是切实保证低层次需要的满足，为自我实现需要的满足创造条件。护士应鼓励患者表达自己的个性和追求，帮助患者认识自己的能力和条件，战胜疾病，为达到自我实现而努力。

在护理实践中，护士应把护理对象看作一个整体，在满足低层次需要的同时应考虑更高层次的需要，不能把各层次的需要割裂开。同时，尽管每个人都有共同的基本需要，但满足的方式因人而异，并且同一个人在不同的生命阶段对需要的满足也有所不同，因而护士应把满足个体独特的需要作为护理的重点。

2. *确定护理计划的优先顺序*　需要层次理论是按照其对人的生存和发展的重要程度排列的，护士可以据此识别问题的轻、重、缓、急，以便在制定护理计划时准确排列护理诊断的先后顺序。一般地讲，护士应首先满足患者的生理需要，如保持呼吸道通畅、止血、维持有效的循环血量等；病情稳定后，应为患者采取适当的体位、给予止痛剂，满足其舒适的需要；严格无菌技术，防止感染，避免并发症，以满足患者安全的需要；鼓励患者家属和朋友探视，介绍患者与其他病友相识，应用沟通技巧和患者建立积极的护患关系，满足患者爱与归属的需要；同时，护士进行各种操作时应尊重患者隐私，某些情况下让患者做出自己的选择，满足患者自尊与被尊重的需要。引导患者正确看待疾病，帮助其尽快恢复健康，为自我实现需要的满足创造条件。

3. *帮助护理对象满足基本需要的途径*　护士主要采取以下 3 种形式来帮助护理对象满足需要。

(1) 直接满足患者的需要：对于完全无法自行满足基本需要的患者，护士应采取措施满足其需要。如昏迷者、瘫痪者、新生儿等，需要护士提供全面的帮助。

(2) 协助患者满足需要：对于只能部分自行满足基本需要的人，护士应鼓励患者完成力所能及的自理活动，帮助其发挥最大潜能，达到最佳独立状态。如协助卧床患者翻身、进食、功能锻炼等。

(3) 进行健康教育：对于基本能满足需要，但还存在某些因素影响需要得到满足的人，应通过卫生宣教、科普讲座、健康咨询等多种形式，为护理对象提供卫生保健知识，消除影响需要得到满足的因素，避免健康问题的发生和恶化。如对孕产妇进行保健和育儿指导，协助糖尿病患者制定饮食计划等。

无论护士通过哪种方式满足护理对象的需要，其最终目的都是希望他们能独立地满足其自我需要。

三、压力与适应

压力和适应是机体内、外环境不断调整的一个过程，这种过程贯穿人的一生。有些压力具有积极的意义，能产生推动作用，“有压力才有动力”，然而过多或消极的压力则会使人产生生理、心理等多方面的综合反应，导致机体失衡，产生疾病，如消化道溃疡和高血压病等的发生都与压力因素有着密切关系。因此，为促进患者的健康，护士应学习并掌握压力与适应理论知识，观察和预测患者的生理及心理反应，并利用各种护理措施避免和减轻压力对患者的影响，提高患者的适应能力，协助患者维持身心平衡。

(一) 压力

1. 概念　压力又称应激或紧张，是一个复杂的概念，在不同的学科中有不同的含义。压力是指个体对作用于自身的内外环境刺激做出认知评价后，引起的一系列非特异性反应的过程。目前多数心理学的压力研究都是在这一意义上使用压力概念的。适当的压力是一切生存和发展所必需的，它有助于提高机体的适应能力。

2. 压力源　压力源是指一切使机体产生压力反应的因素。生活中的压力源可能存在于人们自身，也可能存在于环境中。但是，人类最主要的压力源是人，其中人际关系是造成压力的最主要来源。心理学家在研究中把造成压力的各种生活事件进行分析，提出了4种类型的压力源。

(1) 躯体性压力源：躯体性压力源是指通过对人的躯体直接产生刺激作用而造成身心紧张状态的刺激物，包括物理的、化学的、生物的、生理的、病理的刺激物，如过高或过低的温度、细菌、病毒、变质食物、酸碱刺激、分娩、外伤等。

(2) 心理性压力源：心理性压力源是指来自人们头脑中的紧张性信息，如考试、比赛、求职、工作不顺心等易造成心理挫折感、不祥感和心理冲突。生活中的压力事件处处可见，但有的人能泰然处之，有的人却难以应对，此区别常常源于人们内心对压力的认知。

(3) 社会性压力源：社会性压力源主要指造成个人生活方式上的变化，并要求人们对其做出调整和适应的情境与事件。社会性压力源包括个人生活中的变化，也包括社会生活中的重要事件，如战争、自然灾害、下岗、离婚等。

个人生活的改变常常会给人带来压力。心理学家霍曼和瑞希编制的生活改变与压力感量表(T. Holmes&R. Rahe, 1967)列出了43种大部分人都可能经历的生活事件。由400位不同职业、阶层、身份、年龄的人对这些事件产生的压力大小打分，发现其中24个项目直接与家庭内人际关系的变化有关(表3-1)。

表 3-1　生活事件与压力感

序号	生活事件	压力感	序号	生活事件	压力感
1	丧偶	100	23	儿女长大离家	29
2	离婚	73	24	触犯刑法	29
3	夫妻分居	65	25	取得杰出成就	28
4	坐牢	63	26	妻子开始或停止工作	26
5	直系亲属死亡	63	27	开始或结束学校教育	26
6	受伤或生病	53	28	生活条件的改变	25
7	结婚	50	29	改变个人的习惯	24
8	失业	47	30	与上司闹矛盾	23
9	复婚	45	31	工作时间或条件改变	20
10	退休	45	32	迁居	20
11	家庭成员生病	44	33	转学	20
12	怀孕	40	34	娱乐方式的改变	19
13	性生活不协调	39	35	宗教活动的改变	19
14	新家庭成员诞生	39	36	社会活动的改变	18
15	调整工作	39	37	少量抵押和贷款	17
16	经济地位变化	38	38	改变睡眠习惯	16
17	其他亲友去世	37	39	家庭成员居住条件改变	15
18	改变工作行业	36	40	饮食习惯改变	15
19	一般家庭纠纷	35	41	休假	13
20	借贷大笔款项	31	42	过重大节日	12
21	取消抵押或贷款	30	43	轻度违法	11
22	工作责任改变	29			

(4) 文化性压力源：文化性压力源最常见的是文化性迁移，即从一种语言环境或文化背景进入到另一种语言环境或文化背景中，使人面临全新的生活环境、陌生的风俗习惯和不同的生活方式，从而产生压力。如出国留学、迁徙、移民、跨国旅行等。

压力源没有绝对的好坏之分，也并非所有的压力源都会给机体造成影响。人的一生中随时都会受到压力的影响，压力可提高或降低人的抵抗力、观察力、判断力、决策力，如生活在北方的人，抗寒的能力增强，处于同一低温下，南方的人就易产生呼吸系统疾病。人类对压力的挑战是必不可少的，它能促进人的成长。

3. *压力反应*　当人们面临压力时会产生一系列身体上和心理上的反应。这些反应在一定程度上是机体主动适应环境变化的需要，它能唤起和发挥机体的潜能，增强抵御抗病能力。但是如果反应过于强烈或持久，就可能导致生理、心理功能的紊乱。压力反应一般分为生理反应和心理反应。

(1) 生理反应：个体在压力状态下会出现一系列生理反应，主要表现在自主神经系统、内分泌系统和免疫系统等方面，如心率加快、血压增高、呼吸急促、激素分泌增加、胃肠蠕动减慢、出汗等。在适当的压力下可以调动机体的潜在能量，提高机体对外界刺激的感受和适应能力，提高人的应变能力，但过大的压力会使人适应能力下降。

(2) 心理反应：压力引起的心理反应有警觉、注意力集中、思维敏捷、精神振奋，这是适应的心理反应，有助于个体应付环境，如学生考试、运动员参赛在适度压力下竞争容易出成绩。但是过度的压力会带来负面反应，出现消极的情绪，如忧虑、烦躁、愤怒、沮丧、悲观失望、抑郁等，会使人思维狭窄、自我评价降低、自信心减弱、注意力分散、记忆力下降，表现出消极被动。心理学研究还表明，过度的压力会影响智能，压力越大，认知效能越差。个体在压力状态下的心理反应存在很大差异，这取决于个体对压力的感知以及处理压力的能力。

一般来说，生理和心理反应经常是同时发生的，因为身心是持续相互作用的。根据不同情况下对压力源和压力反应的研究得出以下结论：①多种压力源可以引起同一种压力反应，如大多数疾病虽各有特征，但都会出现疲乏、失眠、食欲不振、体重下降等共同表现；②人们对同一压力源的反应可以是各种各样的；③大多数人都能设法避免外伤、疼痛、过高或过低的温度等一般性的压力源；④对极端的压力源，如灾难性事件，大部分人的反应方式是类似的；⑤压力反应的强度和持续时间取决于既往的经历、社会交往、该情景对个体的意义等。

(二) 适应

1. 适应的概念　适应是生物体促使自己更能适应生存的一个过程，是应对行为的最终目标，是所有生物的特征。当人们无论遇到何种压力源时，都会设法去适应它，如适应成功，身心就可能维持或恢复平衡；如适应有误，就会引起疾病。而疾病作为压力源，又会促使人们采取一系列应对行为去适应。适应是个体维持内外环境平衡和对抗压力的基础。

2. 适应的阶段　适应一般分为4个阶段。

(1) 生理阶段：

1) 代偿性适应：为外环境对人体的需要增加或改变时，人体所作出的反应。如进行长跑锻炼时，最初感觉心跳加快、呼吸急促、肌肉酸痛，如果长期坚持下去，人体的肌肉、心、肺等逐渐适应运动的需要，压力感就减小了。

2) 感觉适应：指人体对某种固定情况的连续刺激而引起的感觉强度的减弱。如持续嗅某一种气味，感觉强度会逐渐降低，人们很快就习惯了这种气味的刺激而适应。如护理实习生刚进医院病房时感觉消毒水气味刺激呼吸道，久而久之，也就适应了。正如古人所说："入芝兰之室，久而不闻其香，入鲍鱼之肆，久而不闻其臭。"

(2) 心理阶段：这是人们感到有心理压力时，调整自己的态度去认识压力源，摆脱或消除压力以恢复心理平衡的过程。一般可通过学习新的行为或运用心理防卫机制来适应。心理防卫机制运用得当，就会帮助人们减压；过度使用，就会消耗大量精力，甚至会出现病态人格。如比赛，有的人会为了比赛而去学习，有的人会担心比赛而焦虑、失眠。

(3) 社会文化阶段：

1) 社会适应：调整个人的行为举止，以符合社会规范、习惯、信仰，从而适应各种团体与家庭的压力。如刚参加工作的护士除了学习和掌握专业知识、基本技能外，还必须尽快熟悉医院的环境、要求和规则，遵守医院的规章制度。

2) 文化适应：调整个体的行为以符合某一特殊文化环境的要求。如护理不同国籍、不同民族的患者时应注意尊重其本国文化和民族风俗，在不同的场所应遵守该场所的规则和要求等，这样才能建立良好的护患关系。“入乡随俗，客随主便”很好地反应了社会文化适应的状态。

(4) 技术阶段：通过技术的掌握，改造自然环境，控制环境中的压力源。如酷暑使人感到难受，采用空调等措施可改变室温，使人们舒适，能够工作和学习；长期干旱采用人工降雨等。

以上 4 个阶段相互依赖，缺一不可。心理适应比生理适应高一级，但心理适应不能脱离生理过程；社会文化的适应又离不开心理与生理适应；而技术适应从本质上说仍然是一种社会文化的适应。

3. 适应的特征

(1) 适应是包括生理、心理、社会文化、技术等多层次的、全身性的反应。如护理实习生进入临床实习时，要保持精力充沛以适应临床紧张的工作，心理上也能承受随时出现的各种问题；要遵守医院和病区的规章制度；正确处理好与带教老师、患者、家属及其他医务人员之间的人际关系；还应掌握专业知识和过硬的操作技术，才能逐步适应临床工作。

(2) 适应是有限度的。一般来说，生理阶段的适应范围较窄，如体温、血糖浓度等的适应范围都较局限，而心理阶段的适应范围较广，个人使用的应对方法和适应水平也不同。

(3) 适应与个人的应对资源、时间等有关。每个人的生理和心理状况、个性、经历不同，适应能力也有所不同；同时，时间充足有利于人调动更多的资源对抗压力源，适应也较容易。如慢性失血时，虽然血红蛋白含量降低，但并未引起休克。

(4) 适应反应通常是对人们有利的，有时可以是不足的、过度的或不适当的，适应本身也可能是有压力的。

(三) 对压力的防卫

压力源对人所造成的影响大小取决于人的个性对压力的感知及应对压力的能力和条件。人们对抗压力源常采用以下防卫机制，主动应对压力，避免严重压力反应以保护自己。

1. 第一线防卫——生理与心理防卫

(1) 生理防卫：指遗传因素、身体的一般状况、营养状况及免疫功能等，如完好的皮肤和健全的免疫系统可抵抗病毒、细菌等压力源的进攻，而营养不良者即使轻伤也很易引发感染。

(2) 心理防卫：指心理上对压力作出适当反应的能力。它与个体对付压力源的既往经验、智力、教育水平、生活方式、支持系统、经济状况等有关。坚强度也是对抗压力源、保护个体的一种人格特征。坚强的人相信人生是有意义的，人可以改变环境，变化是一种挑战。这种人在任何困境中都能积极地面对压力并很快适应。同时，人们掌握的这种应对压力的防卫机制，又可以作为对抗压力源的坚强的第一线防卫，并有助于人心理上的成长与发展。

2. 第二线防卫——自力救助　当一个人面对的压力源较强大而防卫线较弱时，会出现一系列的身心两方面的压力反应。若反应严重，就必须采用自我救助的方法来对抗和控制压力反应，以减少急、慢性疾病的发展。

(1) 正确对待问题：首先进行自我评估，识别压力的来源，并针对发现的问题及时处理。如当一个人工作繁忙，家务劳动太重时，应安排家庭成员共同分担，以减轻压力，而不能否认问题的存在，这对个体维持身心健康非常重要。

(2) 正确对待情感：人们遭受压力时常产生焦虑、沮丧、生气等情绪，对付这些情感的方法首先是确认正在经历的情感，然后进行合理的分析、排解，并采用恰当的方法处理好自己的情绪，如与朋友交谈或运用心理防卫机制。

(3) 利用支持力量：家庭和社会的支持对缓解压力起着非常重要的作用。护士要了解患者生活中重要的支持系统，鼓励患者信任自己的亲人，参与力所能及的社会活动。获得有关的信息也能减轻焦虑，如介绍肿瘤患者参加抗癌俱乐部，介绍有心理障碍的人到心理健康中心去咨询等，这些都有助于帮助患者渡过困境。

(4) 减少压力的生理影响：良好的身体是免受压力源侵犯的基础。因此，应提高人的保健意识，如改善营养状况，控制烟、酒等；锻炼不仅可使身体强壮，还能解除压力，如练气功、打太极拳等；阅读、散步、听音乐等也能减轻和消散压力。

3. 第三线防卫——专业辅助　当强烈的压力源导致心身疾病时，就必须寻求医护人员的帮助，由医护人员帮助患者掌握各种应对技巧，如提供必要的健康咨询和教育，给予针对性的药物治疗、物理治疗或心理治疗等，以利于疾病痊愈。

第三线防卫非常重要，若专业辅助不及时或不恰当，则会使病情加重或演变成慢性疾病，如高血压、溃疡性结肠炎、抑郁症、精神分裂症等。这些疾病又可以成为新的压力源，加重患者的负担，并进一步影响其身心健康。当压力源突破第三道防卫线时，可能会导致身心疾病，甚至死亡。专业帮助是阻止压力突破第三道防线的重要措施。因此，一个人一旦患了重病，就必须寻求医护人员的帮助并学习各种应对压力的技巧。

（四）压力与适应理论在护理中的应用

人的一生都要经历生、老、病、死。疾病作为一种压力在人的生命中是不可避免的，患者面对因疾病而带来的压力，适应不良时会加重病情。因此，护士应帮助患者处理因疾病和住院造成的压力，提高其适应能力，以恢复和维持身心平衡。

1. 住院患者常见的压力源

(1) 环境陌生：患者对住院环境不熟悉，对负责自己的医生和护士不了解，对医院的作息制度不适应，对医院饮食不习惯等。以上种种不习惯均会使患者产生焦虑心理。

(2) 疾病威胁：患者可能突然发病，且病情较重，有的患者还需要在重症监护病房接受治疗，或即将进行手术可能致残或影响身体的功能、形象等。这无论是从疾病本身还是病房内各种监护仪器、治疗设备等，都会给患者心理构成较大压力，有时还会引起患者的恐惧心理。

(3) 缺少信息：患者对自己所患疾病的诊断、治疗以及即将采取的护理措施等不清楚，对手术和药物疗效存在疑虑，对医护人员所说的术语不明白，或是患者所提的问题没能得到满意的答复等。在他们心中有各种各样的猜测，但短时间内又得不到答案，以至于形成心理压力。

(4) 丧失自尊：患者因患病而失去自我照顾的能力，由他人帮助进食、如厕、洗澡、穿衣或必须卧床休息，而不能按照自己的意志行事的时候，会感到难以忍受。

(5) 不被重视：医护人员没能及时地协助患者满足基本需要，忽视了与患者及家属的沟通等。

2. 协助患者适应压力

(1) 协助患者适应医院环境：患者入院时护士应主动热情地接待患者，介绍病室环境、规章制度、作息时间及负责的医生、护士，并尽力为患者创造一个整洁、安静、舒适、安全的病室环境。讲明呼叫铃的使用方法，说明医护人员随时在其身边，消除由于陌生和孤独带来的心理压力。

（2）协助患者适应患者角色：护士对患者要表示接纳、尊重、关心和爱护。护士应主动了解不同病情、来自不同生活背景患者的心理、生理感受，给予恰当的心理疏导；让患者参与治疗和护理计划，以减轻顾虑，主动配合；对恢复期患者，要避免患者角色行为强化，启发其对生活和工作的兴趣，逐渐适应自立的需要。

（3）协助患者保持良好的自我形象：住院后，患者的穿着、饮食、活动都受到医院的限制，常常会感到失去了原来的自我；由于疾病所致自理能力的降低，又会使患者感到自卑。护士应尊重患者，协助患者保持整洁的外表，改善患者的自我形象，适当照顾患者原来的生活习惯和爱好，使患者获得自尊和自信。

（4）协助患者建立良好的人际关系：护士应鼓励患者与医护人员、同室融洽相处，并动员家庭及社会支持系统的关心和帮助，使患者感受到周围人对他的关怀和爱护，促进其身心健康的恢复。

3. *护士面对的压力与适应*　护理工作本身就是一个富有压力性的职业，高强度的工作压力会影响护士的身心健康，使护理质量下降。护理人员不但要帮助患者适应压力，而且自身也要正视压力，并不断加强学习，学会运用各种技巧来调节和适应工作中的各种压力源，保持自身健康，不断提高护理工作效率。

（1）护士常面对的压力源：

1）护理专业和工作方面的问题：护士分工的职责不明确，工作价值的认同感偏低，继续深造和晋升的机会太少，频繁倒班等，这些对护士都会有不同程度的影响。

2）工作负荷过重：由于人们对医疗卫生服务的需求越来越高，护士数量普遍不足，加上非护理工作太多，导致护理工作量太大。

3）工作环境复杂：医院工作环境差，经常要面临许多职业损伤因素，如细菌、病毒、放射线等。同时医院也是一个充满焦虑、变化和沟通障碍的场所。

4）患者护理方面的问题：护士在工作中担心出现差错事故；担心患者的病情过重或突然死亡；遇到部分患者对治疗护理不配合，对护理要求过高；护士自身所学知识不能满足患者的需要，缺乏对患者健康教育的知识等。

5）人际关系复杂：护士地位没有得到充分的理解及尊重，医生及其他同行对护理工作过分挑剔，护理管理者的理解与支持不够，缺乏友好合作的氛围。

（2）护理工作压力的应对策略：护士应加强压力与适应理论的学习，提高自我调节和自我防护的能力，增强对外界压力的适应性。个人应对策略的运用和组织部门的支持有助于减轻护士的工作压力，进而缓解护士的工作疲惫感。

1）卫生部门及医院主管领导应意识到护士的工作压力对护理工作的不良影响，设法减少和消除护理工作中的压力源。如提供更多的继续深造机会；适当放宽护士的晋升条件；合理调配人员，减少非专业性工作；宣传护理工作的重要性等。

2）树立正确的价值观，明确自身价值，了解自身的优点、缺点，建立现实的期望和目标。不过分要求自己及他人，改善个人的心理压力反应。

3）积极参加继续教育，加强技能培训，不断提高专业知识与技能水平。

4）改善人际关系，适当社交，以仁待人，生活中保持幽默感以缓解紧张气氛。注意培养广泛的个人兴趣和爱好，积极参加各种有益身心健康的活动。

5）疏导不良情绪，寻求必要帮助。如果情绪不佳时，改变外型，使之适合自己的心境；寻求适当的发泄方式，向朋友、亲属、同事倾诉；适当的休息与放松，应用各种松弛方法。

6）合理安排工作及生活，学会时间管理，制订计划及目标。养成健康的生活方式，保证适量的运动、均衡的营养和充足的睡眠。

第四节 护理模式

随着护理学的不断发展，护理理论家相继提出了一系列专门论述护理的学说——护理模式，它为建立独特的护理理论体系和护理学的发展奠定了基础。各种模式从不同的角度对护理学的 4 个基本概念进行了描述，每个模式的着眼点、侧重点各不相同。它们各自独立，又相互补充，丰富和完善了护理学的理论体系，使人们对护理有了多角度、多层次的认识，为护理实践、教育、科研和管理提供了依据，对护理专业的发展具有一定的指导意义。

一、自理模式

自理模式是由美国的护理学家奥瑞姆(D. Orem)于 1959 年提出的。奥瑞姆的自理模式也称自我照顾模式，强调自理的概念，她认为自我照顾的需要是护理的重点。

（一）奥瑞姆自理模式的主要内容

1. 自理结构　主要包括自理、自理能力、治疗性自理需要和自理总需求，她认为在正常情况下，人们有能力实施自理以满足自身需要。

(1) 自理：即自我照顾，是个体为维持生命、健康和完整的需要，自己采取的有目的的行动，如进食、穿衣、社交、适应环境等。

(2) 自理能力：指个体完成自理活动的能力。一般情况下，人有自理能力，但是自理能力存在个体差异。个体的年龄、健康状况、学习能力均会影响其自理能力，同时个体所处的外界环境也会对其自理活动产生影响。

(3) 治疗性自理需求：是针对某个体当前正面临的自理需求，是需要采取行动予以满足的需求。

(4) 自理总需求：自理活动是有目的的满足人的需要的活动，人的需要就是自理需求。自理总需求指人类全部的自理需求，包括三部分：

1）一般的自理需求：是所有人在生命周期的各个发展阶段都存在的，与维持自身结构正常和功能完整有关的需求，主要包括对空气、水、食物、排泄、维持活动与休息平衡等。

2）发展的自理需求：指在人的生长发育过程中或在特定的条件下产生的需求。

3）健康不佳时的自理需求：指在患病、创伤或诊断治疗过程中产生的需求。

2. 自理缺陷结构　个体自理能力不能满足治疗性自理需求，就会出现自理缺陷。当个体出现自理缺陷时就需要护理的帮助。

3. 护理系统结构　奥瑞姆依据个体自理需要和自理缺陷的程度设计了 3 种护理补偿系统(图 3-6)。

(1) 完全补偿系统：患者完全没有自理能力，需要护士给予全面帮助，满足其所有的基本需要。此系统适用于：①患者在神志上、体力上均没有能力进行自理，如昏迷患者。②患

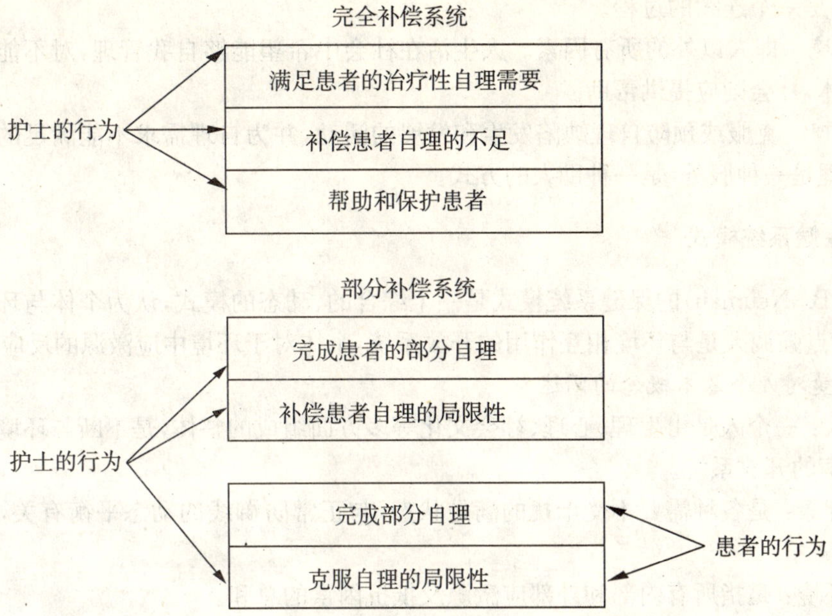

图 3－6　奥瑞姆护理系统理论

者神志清楚，知道自己的需要，但在体力上没有能力去做，如截瘫患者。③患者存在精神障碍，无法对自己的自理需要作出正确判断和决定，如精神分裂症患者。

（2）部分补偿系统：患者自理能力部分缺陷，需护士给予适当帮助，以满足需要。护士和患者在满足其治疗性自理需要中都起主要作用。适用于由于疾病或医嘱限制活动的患者。

（3）辅助教育系统：当个体通过学习后才能具备完成某些自理活动的能力时，护士需为患者提供教育、支持、帮助，以促进患者自理能力的提高，如糖尿病患者通过学习，掌握控制饮食、检查尿糖的方法等。

护士可以根据患者的自理能力和治疗性自理需求，灵活采用三种护理系统。如择期手术患者，入院时可采用辅助教育系统，术前准备时可采用部分补偿系统，术后麻醉未清醒时可采用完全补偿系统，清醒后可根据患者情况采用部分补偿系统，出院前则采用辅助教育系统。

（二）奥瑞姆对 4 个基本概念的阐述

1. 人　整体的人包括躯体的、心理的、人际间和社会等方面，并有能力通过学习来达到自我照顾。

2. 健康　奥瑞姆认为健康应包括身体、心理、人际关系和社会等方面的健康，健康有不同的状态，是一个连续的过程。

3. 环境　即人以外的所有因素。人生活在社会中希望能够自我管理，对不能满足自理需要的个体，社会则应提供帮助。

4. 护理　克服或预防自理缺陷发生和发展的活动，并为自理需求不能满足的个体提供帮助。护理是一种服务，是一种助人的方式。

二、保健系统模式

纽曼(B. Neuman)的保健系统模式是一个综合的、动态的模式，认为个体与环境是相互作用的，重点强调人是与环境相互作用的开放系统，个体对于环境中应激源的反应。

1. 纽曼对4个基本概念的阐述

(1) 人：一个人是由生理、心理、社会文化等多方面组成的整体，是不断与环境相互作用以寻求平衡的开放系统。

(2) 健康：是各种需要不受干扰的满足状态，与正常防御线的动态平衡有关，它是一个动态的过程。

(3) 环境：是指所有内部和外部应激源及抵抗因素的总和。

(4) 护理：对护理对象采取有效的措施，以减少应激源造成的不良影响，使其维持或获得最佳的健康状态。

2. 纽曼保健系统模式　主要包括应激源、机体防御和护理干预三部分。当应激源作用于机体时，机体发生防御反应，护理的目的是通过护理干预来维持和恢复机体系统的平衡。

纽曼认为护理干预是通过三级预防来完成的：

(1) 初级预防：当怀疑有应激源，或虽已确定有应激源但尚未发生反应时进行的干预，从而预防应激源侵犯或减少其侵犯的可能，加强机体正常防御。

(2) 二级预防：当应激源穿过机体正常防御线引起症状后，采取的早期诊断、对症处理和观察病情变化。

(3) 三级预防：采取预防措施，使系统恢复平衡，返回初级预防状态。护理的重点在于预防并发症及伤残；进行康复训练，发挥残余功能等。

三、人际间关系模式

佩普劳(H. Peplau)的人际间关系模式认为护士与患者之间的关系是在护理过程中形成的，是诸多关系中最主要的关系。建立良好的护患关系，有助于满足患者的需要，因此每一个护理人员都应处理好这一关系。

1. 佩普劳对4个基本概念的阐述

(1) 人：人是生理、心理和社会都处于动态平衡的有机体。

(2) 健康：人的各种生理和心理的需求得到满足。

(3) 环境：与人相互作用的重要因素，如文化、家庭、道德等。

(4) 护理：帮助人们满足现有的需要。

2. 佩普劳的人际关系(护患关系)模式　认为护患关系在整个护理过程中起关键性作用，它直接影响着护理效果。

佩普劳将护患关系的发展分为4个时期：

(1) 熟悉期：此期患者有寻求专业性帮助的需要，护士通过收集患者资料互相认识和了解。

(2) 确定期：此期患者对护士做出选择性反应，并表达其对健康问题的认识；护士通过观察患者和收集资料找出患者存在的问题，确定为其提供帮助的方向，制订护理计划。

(3) 开拓期：患者从护理过程中获益。随着健康逐渐恢复，此期患者易出现依赖与独立的冲突，为此护士应帮助患者恢复自理。

(4) 解决期：此期患者需要得到满足，身体基本康复，护士帮助患者通过努力来恢复生理上和心理上的自立。

人际关系模式认为，护士在护理过程中应对患者承担帮助者、教育者、咨询者、领导者、代理者等多种角色，以达到维护和促进患者健康的目的。

四、适应模式

罗伊(S. C. Roy)的适应模式强调围绕人的适应性行为实施护理活动，来促进人的适应性能力的提高，从而达到帮助人恢复和维持健康的目的。

1. *罗伊对4个基本概念的阐述*

(1) 人：人是有生命的适应系统，处于不断保持与环境相互作用的状态，并通过适应性反应维持系统的完整、平衡与稳定。

(2) 健康：人的功能处于对改变持续进行适应性反应的状态和过程。

(3) 环境：人作为一个开放的系统，始终处于内部和外部的各种刺激中。环境中对人产生影响的刺激可分为主要刺激、相关刺激和固有刺激。如心绞痛可能是三种刺激综合引起的，心供血不足是主要刺激，患者的年龄、体重、血脂浓度是相关刺激，患者的吸烟史和工作压力可能是固有刺激。

(4) 护理：是对作用于人的各种刺激加以控制，以促进人的适应性反应，提高人的适应能力。

2. *罗伊适应模式*　重点在于人的适应。她认为适应学说的过程是通过以下6个步骤进行的。

(1) 一级评估：又称行为评估。即护士收集患者生理功能、自我概念、角色功能及互相依赖等四方面行为的资料，判断其行为是否为适应性反应。

(2) 二级评估：又称影响因素评估。收集作用于患者的各种刺激的资料，识别主要刺激、相关刺激和固有刺激。

(3) 提出护理诊断。

(4) 制定护理目标。

(5) 选择和实施护理措施。

(6) 评价实施护理措施的效果。

小　结

(1) 护理工作的任务是促进健康、预防疾病，恢复健康，减轻痛苦。护理学是生命科学中综合自然、社会及人文科学的一门应用性学科。护理学的范畴包括理论范畴和实践范畴。

(2) 人、环境、健康和护理，被公认为是影响和决定护理实践的4个最基本概念，它们之间密切相关。护理实践的核心是人，对人的认识是护理理论和护理实践的核心和基础。人是生理、心理、社会、精神、文化的统一整体，是护理的对象，人的健康是护理的中心。健康受多方面因素的影响，是一个动态的连续变化的过程，是机体内外环境平衡、多层次需要得到满足的状态。护士要创造良好的环境，并帮助服务对象适应环境，从而达到最佳健康状态。

(3) 系统论激发和促进了整体护理思想的形成和发展，为整体护理实践提供了强有力的理论依据。马斯洛的基本需要理论一方面界定了护理的范围和任务，另一方面为帮助护士识别服务对象的需要提供了一个框架，指导护士评估患者未被满足的需要，更好地实施对患者的护理。压力与适应理论强调护士要正确评估患者所经受压力的程度、时间、过去的耐受力及社会支持系统等，帮助患者具体分析，找出压力源，从而有效应对，尽快适应。

(4) 奥瑞姆自理模式包括自我护理结构、自理缺陷结构和护理系统结构。根据患者的自理需要和自理能力分别采取3种不同的护理系统：完全代偿系统、部分代偿系统和辅助教育系统。纽曼保健系统模式主要叙述了压力源、机体防御以及护理干预三部分；佩普劳人际间关系模式着重探讨护患关系；罗伊适应模式的重点在于人的适应。

(余美珍　文安华)

综合练习题

一、名词解释

1. 护理　2. 健康　3. 整体护理　4. 系统　5. 压力　6. 适应　7. 自理

二、填空题

1. 护理学的任务是________、________、________、________。
2. 护理学的4个基本概念包括________、________、________、________。
3. 人是一个________、________、________、________、________的系统。
4. 满足患者需要的方式有________、________、________。
5. 护理理论主要研究的是人、________、________和护理等概念及其相互联系。
6. 罗伊指出人通过调节来维持其生理功能、________、角色功能和________四个方面的适应。

三、选择题

A1型题

1. 护理学的性质

A. 是诊断和处理人类对现有的健康问题反应的过程

B. 是一门独立的实践性很强的学科

C. 是一门综合自然、社会及人文科学的应用学科

D. 是一门综合自然、社会实践性很强的学科

E. 是一门综合了医学、药学、营养学等的学科

2. 护理学的理论范畴不包括

A. 社会学　B. 心理学　C. 伦理学
D. 美学　E. 生物信息学

3. 护理学的核心概念是
A. 人　B. 环境　C. 健康
D. 护理　E. 护理程序

4. 构成护理程序框架的理论是
A. 系统论　B. 需要层次论　C. 信息交流论
D. 解决问题论　E. 压力与适应

5. 罗伊认为遗传因素、年龄、自我概念等是属于
A. 主要刺激　B. 相关刺激　C. 次要刺激
D. 固有刺激　E. 非固有刺激

6. 适应模式是由下列哪位学者提出的
A. 奥瑞姆　B. 罗伊　C. 纽曼
D. 约翰逊　E. 普佩劳

7. 奥瑞姆认为婴幼儿期的需要，包括养成良好的进食、排泄习惯等，应考虑是属于
A. 发展的自理需要　B. 健康欠佳时的自理需要　C. 一般自理需要
D. 治疗性自理需要　E. 自理缺陷时需要

8. 纽曼认为二级预防是指
A. 健康宣教　B. 保护易感人群
C. 早期诊断、治疗和护理　D. 预防并发症
E. 康复锻炼

9. 诊断迟迟不明确时患者最易产生的心理反应是
A. 悲哀　B. 恐惧　C. 焦虑
D. 震惊　E. 否定

10. 应付压力源的最终行为是
A. 生理防卫　B. 心理防卫　C. 自力救助
D. 专业辅助　E. 适应

11. 充分发挥才能，体现自身价值的需要属于
A. 生理需要　B. 安全需要　C. 归属与爱的需要
D. 尊重与爱的需要　E. 自我实现的需要

12. “入芝兰之室久而不闻其香”是感觉的什么现象
A. 适应　B. 对比　C. 后象
D. 控制　E. 感受性

13. 有关系统观点描述错误的是
A. 一个系统为超系统还是次系统是相对而言的
B. 一个系统的基本目标是维持内部的稳定和平衡
C. 系统没有边界
D. 绝对的闭合系统是并不存在的
E. 系统整体不是由各组成部分简单相加而成的

A2 型题

14. 张护士与糖尿病患者及家属共同研究患者出院以后的饮食安排，这时张护士的角色是

A. 策划者　　B. 教育者　　C. 帮助者
D. 治疗者　　E. 咨询者

15. 患者张某，22岁，男性运动员，因车祸致双下肢截肢，术后患者常有失落感。这是哪一个层次的需要没得到满足

A. 生理的需要　　B. 安全的需要　　C. 爱与归属的需要
D. 尊重的需要　　E. 自我实现的需要

16. 护士李某，由门诊部调入血液科病房工作，努力学习 PICC 穿刺技术。她面对业务生疏的工作压力所采取的做法是

A. 生理适应　　B. 心理适应　　C. 社会文化适应
D. 科学技术适应　　E. 非特异性反应的调整

17. 李某，男，28岁，因白血病需做骨髓移植，但家庭经济条件不允许，朋友王某为其在报纸上呼吁，得到社会捐款10万余元，完成了骨髓移植。这种行为属于

A. 身心防卫　　B. 社会支持　　C. 专业辅助
D. 正确对待问题　　E. 正确处理情感

18. 患者王某，昏迷入院治疗，护士应按何方式给予帮助

A. 部分补偿　　B. 全部补偿　　C. 支持
D. 教育　　E. 指导

X 型题

19. 下列属于护理学范畴的是

A. 临床护理　　B. 护理管理　　C. 社区护理
D. 护理教育　　E. 护理科研

20. 马斯洛的人的需要层次理论认为

A. 5个层次的需要是从低到高，不可改变的
B. 层次越高的需要，满足的百分比越小
C. 个体的基本需要满足程度与健康状况成反比
D. 满足较高层次需要的方式差异显著
E. 各需要层次间可以相互影响

21. 系统与环境间物质、能量、信息的交换是通过什么过程来完成的

A. 输出　　B. 输入　　C. 转换
D. 反馈　　E. 调节

22. 罗伊认为环境中对人产生影响的3种刺激是

A. 主要刺激　　B. 相关刺激　　C. 非固定刺激
D. 固有刺激　　E. 次要刺激

23. 面对突然发生的压力，多数人常常表现出的生理反应是

A. 心跳加快　　B. 呼吸急促　　C. 血压降低
D. 血糖升高　　E. 胃蠕动加快

24. 奥端姆把自理需要分为哪几个部分

A. 一般自理需要　　B. 发展自理需要

C. 健康欠佳时自理需要　　D. 自理缺陷时需要

E. 基本需要护理

25. 下列哪些属于奥瑞姆护理系统理论

A. 基本护理系统　　B. 部分补偿系统　　C. 全补偿系统

D. 辅助教育系统　　E. 整体护理系统

26. 下列哪些属于一般自理的需要

A. 老年期接受生理功能逐渐衰退的现实

B. 摄入足够空气和水

C. 维持独处和社会交往的平衡

D. 预防对生命、机体功能和健康的危害的因素

E. 胃肠造瘘的患者进行要素饮食

27. 下列哪些属于佩普劳护患关系的发展

A. 熟悉期　　B. 确定期　　C. 开拓期

D. 解决期　　E. 结束期

28. 有助于减轻压力感受的方法有

A. 气功或静坐　　B. 吸烟或饮酒　　C. 音乐或绘画

D. 阅读或散步　　E. 改变饮食结构

29. 护理活动中协助患者维持自尊的正确做法是

A. 保持患者整洁外表　　B. 主动真诚与患者交谈

C. 治疗护理时减少不必要的身体暴露　　D. 满足患者原有生活习惯

E. 避免以床号代姓名

四、简答题

1. 谈谈你对护理学 4 个基本概念及相互关系的理解。

2. 简述马斯洛需要层次理论的主要内容。

3. 人们为了对抗压力源常采用的应对措施有哪些？

4. 简述奥瑞姆自理模式的 3 个理论结构。

（余美珍）

第四章　护 理 程 序

学习目标

1. 解释护理程序、护理诊断、预期目标。
2. 列出护理程序五大步骤及各阶段主要的护理工作。
3. 说出收集资料的目的、来源、种类、内容及方法。
4. 列出护理诊断与医疗诊断的区别。
5. 正确陈述护理诊断及预期目标。
6. 在老师的指导下，书写一份患者入院护理评估单。

护理程序是一种系统地、科学地为护理对象确认问题和解决问题的工作方法，是临床护理中一个完整的工作过程。它是护士根据不同服务对象的需要进行的一系列有计划、系统而全面的整体护理，包括全面评估及分析服务对象的需要，确认现存的或潜在的健康问题，制定适合服务对象的护理计划，采取适当的护理措施以解决确认的问题，并对护理效果进行评价，从而使患者得到完整的、适应个人需要的护理。

第一节　概　　述

一、护理程序的概念和特点

(一) 护理程序的概念

护理程序是以促进和恢复护理对象的健康为目标所进行的一系列有目的、有计划的护理活动，是一个综合的、动态的、具有决策和反馈功能的过程，对护理对象进行主动的、全面的整体护理，使其达到最佳健康状态。

(1) 综合的：指护理活动是一个多学科知识的综合体，运用自然科学、社会科学、人文科学、系统观察法等综合知识，处理患者健康行为反应的问题。

(2) 动态的：指护理活动是根据患者的病情和健康状况的变化而采取不同的护理措施。

(3) 决策的：指护理计划、护理措施是对患者现存的或潜在的健康问题需要，由护士作出决策。

(4) 反馈的：指采取护理措施后的结果又将反过来影响和决定下一步的护理决策和措施。

(二) 护理程序的特点

(1) 以护理对象为中心：护士运用护理程序时需考虑护理对象的个体差异，并根据护理对象的身心和社会需求合理安排护理活动，充分体现了以人为中心的指导思想。

(2) 循环、动态的过程：护理程序虽按评估、诊断、计划、实施及评价5个步骤进行护理活动，但无绝对的起点和终点，需随时根据患者的具体情况及病情变化作出相应调整，并采取措施。

(3) 有理论依据：护理程序中不仅体现了现代护理学的理论观点，也涉及系统论、压力与适应理论、需要层次论及沟通理论等相关理论。

(4) 组织性和计划性：护理程序使护理活动朝向某个目标并遵循一定顺序有计划地进行，避免了护理活动的盲目和凌乱。

(5) 普遍适用性：护理程序不仅适合个人也适合家庭和社区；不仅适合医院也适合其他健康服务机构。

(6) 互动性和协作性：护士在运用护理程序的过程中，需随时与病人、家属、医生及其他医务人员进行协作与交流，共同为促进和恢复护理对象的健康而努力。

(7) 创造性：护士在为护理对象提供服务过程中，需根据护理对象的健康问题及需求，运用评判性思维的方法，创造性地设计解决问题的方法。

二、护理程序的发展史

护理程序1955年由赫尔(Hall)首先提出，当时认为护理程序是一种观察、测量、收集资料及分析结果的科学工作方法。继赫尔之后，1959年约翰逊(Johnson)、1961年奥兰多(Orlando)在《护患关系》一书中第一次使用了“护理程序”一词。1965年威登贝克(Wiedenbach)等三名护理学者将护理程序分为3个步骤。但是各人的见解有不同，约翰逊将护理程序分为评估、决定及行动；奥兰多与约翰逊的观点类似，认为护理程序包括患者行为、对护士的反应及护理行动。而威登贝克则将护理程序分为识别、行动及评价，首次将评价纳入了护理程序中。1967年，尤拉和沃尔什(Yura & Walsh)出版了第一本权威性的教科书《护理程序》，确定护理程序包括评估、计划、实施及评价4个步骤。1973年，盖比和拉文(Gebbie & Lavin)在护理程序中又增加了护理诊断，使护理程序成为5个步骤。1977年，美国护士会(American Nurses' Association, ANA)规定护理程序包括评估、诊断、计划、实施和评价5个步骤，并将其列为护理实践的标准。

20世纪80年代初期，美籍华人李式鸾博士到中国讲学，将美国的责任制护理引入中国，以护理程序为中心的责任制护理开始实行。1994年经美籍华人袁剑云博士介绍，全国部分医院开始试点开展系统化整体护理，即以护理程序为核心，设立模式病房，对患者进行有效的整体护理。1996年根据卫生部有关文件，全国整体护理协作网正式组建。1997年6月卫生部下发《关于进一步加强护理管理工作的通知》，要求各医院积极推行整体护理。目前整体护理与护理程序正在健康发展中，广大护理人员正在积极探索具有中国特色的整体护理实践模式。

三、护理程序对护理实践的指导意义

(一) 对护理专业的意义

(1) 促进护理专业发展：护理程序是护理学专业化的重要标志之一，它规范了护理的工作方法，有利于护理专业的发展。

(2) 推动护理教育改革：护理程序对护理教育的改革具有指导意义，从课程体系的设置到教学内容的安排、教学方法的改革等方面都促进了教学模式的转变。

(3) 提高护理管理水平：护理程序不仅可应用于临床护理中，也同样为护理管理者提供了一种科学地确认问题及解决问题的方法，同时对护理管理提出了更高的要求。

(二) 对护理对象的意义

(1) 护理对象能享受到高质量的护理服务：应用护理程序的目的是为了给护理对象提供更系统、全面、个体化、高质量的护理服务。

(2) 护理对象能获得好心情：在运用护理程序过程中，护士与护理对象密切交流与协作，有利于建立良好的治疗性护患关系，使护理对象获得良好的心情。

(三) 对护理人员的意义

(1) 明确了护士角色：护理程序使护士摆脱了多年来被动执行医嘱的局面，护士也由医生的助手转变为合作伙伴的关系，提高了护士的工作成就感。

(2) 提高了护士的综合能力：在运用护理程序过程中，护士需运用评判性思维为护理对象解决各种问题。因此，护理程序培养了护士独立发现问题及解决问题的能力。护理程序还要求护士不断与护理对象和其他医务人员接触，从而增强了护士的人际交往能力。

第二节 护理程序的步骤

护理程序由评估、护理诊断、计划、实施和评价5个步骤组成，各步骤之间相互联系，互为影响(图4-1)。

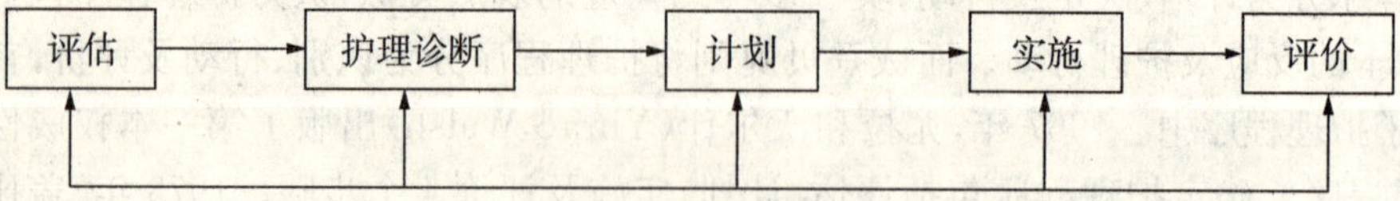

图4-1 护理程序的基本步骤及相互关系

一、评估

评估是护理程序的第一步，同时贯穿于护理程序的始终。评估是通过有目的、有计划、系统地收集护理对象的资料，以发现和确认其健康问题的过程。评估的准确与否直接影响到确定护理诊断、计划的准确性，准确的评估可为优质的护理服务提供可靠的保证。评估的根本目的是找出要解决的护理问题，包括收集资料和整理分析资料。对于住院患者，最初的评估发生在护士与患者的第一次见面。由于患者的病情是不断变化的，因此除入院时的全面评估之外，护士与患者的每一次接触也是评估的机会。评估是一个动态的、连续不断的过程，它贯穿于整个护理工作中。

(一) 收集资料

1. 目的

(1) 了解患者身心健康方面的情况。

(2) 为整个护理活动提供依据。根据评估的基础资料作出护理诊断、计划及评价。

2. 来源

(1) 直接来源：患者是资料的直接来源。通过患者的主诉和对患者的观察、体格检查所获得的资料。

(2) 间接来源：与患者有关的人员，如亲属、朋友、同事；其他医务人员，如医生、营养师和其他医护人员；患者个人的医疗文件，如病案记录及实验室检查报告；医疗和护理有关文献资料。

3. 种类

(1) 主观资料：患者的主诉，包括患者的经历、感觉以及他所看到、听到或想到的对于健康状况的感觉，如疼痛、麻木、胀痛、瘙痒或感到软弱无力等。

(2) 客观资料：护士通过观察、护理体检以及借助医疗仪器检查所获得的有关患者的症状和体征，如呼吸困难、面色发绀、心律失常、血压 80/50 mmHg、体温 39℃等。

4. 内容

(1) 患者的一般资料，如姓名、性别、出生年月、民族、职业、文化程度、住址、宗教信仰、婚姻及个人爱好等；本次住院的主要原因与要求、入院方式及医疗诊断。

(2) 过去健康状况，如患病史、婚育史、药物过敏史以及家族史。

(3) 生活状况及自理程度，如饮食、睡眠或休息、排泄、活动和清洁卫生等。

(4) 护理体检，主要项目包括身高、体质量(体重)、生命体征、意识、瞳孔、皮肤、口腔黏膜、四肢活动度、营养状况以及心、肺、肝、肾的主要阳性体征等。

(5) 心理社会状况，主要有开朗或抑郁、多语或沉默；有无恐惧、紧张心理；对疾病的认识状况，对治疗有无信心，对护理有何要求，希望达到的健康状态；影响患者的其他心理因素，如家庭关系、经济状况、工作环境等。

5. 方法　收集资料的方法包括交谈、观察、护理体检与阅读。

(1) 观察：是指护士在临床实践中，运用自己的感官或借助一些辅助器具如血压计、听诊器、体温计等，有目的地收集患者的有关资料的方法。

1) 视觉观察：是护士通过眼睛观察病情、了解患者一般情况的一种检查方法，如观察患者的精神状态、呼吸节律和速率、皮肤与黏膜、营养发育状况、四肢活动能力等。

2) 触觉观察：是护士通过手的感觉来判断患者某些器官或组织的物理特征的一种检查方法，如脉搏的跳动、皮肤的温度和湿度、脏器的形状和大小、肿块的位置及其表面性质等。

3) 听觉观察：护士通过听觉器官辨别患者的各种声音，如患者的语调改变、呼吸的声音、咳嗽声音、喉部有痰的声音等。护士还可借助听诊器听到心音、呼吸音及肠鸣音等。

4) 嗅觉观察：是护士通过嗅觉辨别发自患者体表、呼吸道、胃肠道或呕吐物、排泄物等的异常气味，以判断疾病的性质和变化。

患者入院后护士与患者的初次见面就意味着观察的开始，观察是一个连续的过程。一位有技巧、有能力的护士必须随时都在观察，且能机敏地以适当的方式及时作出反应。

(2) 护理体检：是评估中收集客观资料的方法之一。护士运用视诊、触诊、听诊、叩诊等方法，按照身体各系统顺序对患者进行全面的体格检查。其目的是了解患者的健康状况，确定患者的护理诊断，从而制定护理计划。

(3) 交谈：交谈是人与人之间交换意见、观点、情况或情感的过程。护士通过与服务对象(患者)和家属的交谈是为了解服务对象的健康状况，一般可分为：①正式交谈，是指事先通知服务对象，有目的、有计划的交谈，如入院后的采集病史。②非正式交谈，是指护士在日常护理工作中与服务对象的交谈，非正式交谈能及时了解到服务对象的真实想法和心理反应。交谈时护士应注意沟通技巧的运用，对一些敏感性话题应注意保护患者的隐私。

1）安排合适的环境：谈话环境要安静、舒适、不受干扰，并有适宜的照明。让患者在轻松、较少压力的情况下，陈述自己的内心感受。

2）说明交谈的目的及需要的时间：向患者解释交谈的目的、大约所需要的时间，让患者有心理准备。

3）引导患者抓住交谈主题：针对交谈主题要有计划、有准备地进行，如护士事先准备好了解提纲，引导患者按顺序讲出，一般从主诉、一般资料开始，再引向过去健康状况、心理社会情况等。当患者叙述时，不要随便打断或提出新的话题，但要有意识地引导患者围绕主题，对患者的陈述和提出的问题，要给予解释和适当的反应，如点头、微笑、手势等。交谈告一段落，可按交谈内容作一小结，并征求患者意见。交谈结束离开时要向患者致谢。

（4）阅读：包括阅读病历、各种医疗与护理记录及有关文献资料等。

6. 记录

（1）收集的资料需及时记录。

（2）主观资料的记录应尽量用患者自己的语言，并加上引号，如“我感到恶心，不想吃饭。”

（3）客观资料的记录要应用医学术语，描述的词语应确切，要能正确反映患者的问题，避免护士的主观判断和结论。

（二）整理分析资料

1. 分类　对收集的资料首先要进行分类，避免重复和遗漏。临床上常用的是按马斯洛的基本需要层次论分类。

（1）生理需要：如患者的生命体征、饮食、睡眠、休息、排泄、活动等。

（2）安全需要：如对环境的陌生、手术的恐惧、药物不良反应的担忧等。

（3）爱与归属的需要：如想念亲人、害怕孤独等。

（4）尊重的需要：患者由于疾病而感到自卑，希望医生、护士能对自己予以重视，能听取自己的意见等。

（5）自我实现的需要：如担心住院会影响工作、学习等。

2. 复查核实　将收集到的资料进行分类后，对一些不清楚或有疑点的资料需要重新调查、确认，补充新资料。

3. 筛选　将收集到的全部资料加以选择，剔除对患者健康无意义或无关的部分，以利于集中注意于要解决的问题。

4. 分析　发现健康问题，提出护理诊断。可采取下列方法：与正常值作比较；与患者健康时的状态作比较；注意并预测潜在性问题。

二、护理诊断

（一）护理诊断的定义

护理诊断是关于个人、家庭或社区对现存的、潜在的健康问题或生命过程的反应的一种临床判断，是护士为达到预期目标选择护理措施的基础，而预期目标是由护士负责制定的。

(二) 护理诊断的组成

护理诊断由名称、定义、诊断依据和相关因素四部分组成。

1. 名称　是对护理对象健康问题的概括性描述。分为以下类型：

(1) 现存的：指护理对象目前已经存在的健康问题，如“体温过高：与肺部感染有关。”“气体交换受损：呼吸困难、发绀，与肺活量减少有关。”

(2) 潜在的：指有危险因素存在，若不采取护理措施就会在将来发生问题，如对于长期卧床的患者，存在“有皮肤完整性受损的危险：与皮肤长期受压有关”，白血病患者化疗后白细胞下降，存在“有感染的危险”。

(3) 可能的：指有可疑因素存在，但尚无足够依据确认，需进一步收集资料以确定或否认的问题，如“有腹泻的可能，与进食不卫生有关”。

(4) 健康的：是个人、家庭或社区从特定的健康水平向更高的健康水平发展的护理诊断，如“母乳喂养有效”。

2. 定义　是对护理诊断名称的一种清晰、正确的描述和解释，并以此与其他诊断作鉴别。例如：体温过高的定义为个体处于体温高于正常范围的状态。

3. 诊断依据　是作出护理诊断的临床判断标准，也可以是危险因素。是患者主诉和被检查出的阳性症状、体征以及实验检查的阳性结果。分为主要依据和次要依据，前者指证实一个特定诊断所必须存在的症状和体征，后者指可能出现的症状和体征，对作出护理诊断有支持作用，是诊断成立的辅助条件。

4. 相关因素　是指影响个体健康状况，导致健康问题的直接因素、促发因素和危险因素。常见因素有病理生理方面、治疗方面、情境方面、年龄方面因素等。

【护理诊断举例】

1. 名称：体温过高。

2. 定义：个体体温高于正常范围的状态。

3. 诊断依据：

(1) 主要依据：体温在正常范围以上。

(2) 次要依据：①皮肤潮红、触摸发热；②心率、呼吸增快；③可有抽搐或惊厥发生。

4. 相关因素：

(1) 病理生理因素：各种感染性疾病及非感染性致热疾病。

(2) 治疗因素：药物或麻醉影响散热过程，体温升高。

(3) 情境因素：在高温环境暴露过久、剧烈运动、衣着不当等。

(4) 年龄因素：未成熟儿。

(三) 护理诊断的步骤

(1) 分析资料，找出异常：对评估所得资料要加以分析，与正常值进行比较，以找出异常。为了准确地进行比较，护士要熟练地掌握护理学、医学、人文科学中的各种正常值/范围，还要考虑人的个体差异性，根据不同年龄阶段、不同背景条件，全面、评判性地作出比较。

(2) 明确相关因素和危险因素：相关因素是导致护理诊断出现的最直接的原因。一个护理诊断可以有多个相关因素，对于不同的相关因素，需要采取不同的护理措施，所以明确相关因素非常重要，是制定护理措施的关键。

确定危险因素同样重要，可以帮助护士预测今后患者可能发生什么问题。如对于一白血病患者，护士应预测到患者有可能发生感染的危险，应采取预防措施。

(3) 确认患者的健康问题：通过分析资料，找出患者存在的健康问题及相关因素或危险因素后，在形成护理诊断之前，护士必须再次确认所收集的患者资料是否准确无误，并重点确认哪些是异常资料。

(4) 形成护理诊断：再次确认患者确实存在的健康问题后，护士即可结合相关因素或危险因素，形成护理诊断或合作性问题。

(四) 护理诊断的陈述

护理诊断的陈述包括3个要素，即问题(problem, P)、相关因素(etiology, E)、症状与体征(signs and symptoms, S)，又称PES公式。

1. 三段式PSE方式　常用于现存的护理诊断的陈述。

例如：焦虑：烦躁不安、失眠，与身体健康受到威胁有关。
(P)　(S)　(E)

体液过多：水肿，与钠摄入量过多有关。
(P)　(S)　(E)

2. 二段式PE或SE方式　常用于潜在的护理诊断的陈述或三段式护理诊断的简化。

例如：有皮肤完整性受损的危险：与长期卧床有关。
(P)　(E)

自理缺陷：与手术创伤和伤口疼痛有关。
(P)　(E)

失眠：与睡眠环境改变有关。
(S)　(E)

3. 一段式P方式　常用于健康的护理诊断的陈述，护理诊断名称本身就对护理措施进行了提示，所以没有罗列原因。

例如：寻求健康行为。
(P)

母乳喂养有效。
(P)

(五) 书写护理诊断的注意事项

(1) 所列护理诊断应简明、准确、规范，用“与……有关”作为连接词，以表达人体反应与相关因素之间的关系。

(2) 一项护理诊断针对患者一个健康问题。

(3) 避免将患者的临床表现当作相关因素。如“疼痛：胸痛，与心绞痛有关”是错误的，应纠正为“疼痛：胸痛，与心肌缺血、缺氧有关”。

(4) 护理诊断必须具有客观依据，这些依据都应在护理病历中有所记录，不能以护士的主观感觉和标准判断患者的反应。

(5) 护理诊断应能指出护理方向，有利于制定护理措施，故应列出原因或促成因素。潜在的护理诊断应列出危险因素。

(6) 列出护理诊断应贯彻整体护理观点，作出全面的诊断。因而一个患者可以同时有数个护理诊断，并随病情发展而变化。

(7) 所列诊断应是护理职责范围内能够解决或部分解决的。

(8) 护理诊断的描述不应有易引起法律纠纷的陈述。

(六) 护理诊断与医疗诊断的区别

由于护理诊断和医疗诊断所研究的对象、方法及结论性质是不同的，区别见表 4-1。

表 4-1　护理诊断与医疗诊断的区别

区别内容	护 理 诊 断	医 疗 诊 断
研究对象	对个人、家庭、社区现存的或潜在的健康问题/生命过程反应的一种临床判断	对个体病理生理变化的一种临床判断
描述的内容	是个体对健康问题的反应，随患者的反应变化而变化	是一种疾病，其名称在病程中保持不变
决策者	护理人员	医疗人员
职责范围	在护理职责范围内进行	在医疗职责范围内进行
举例	胸痛：与心肌缺血、缺氧有关	冠心病

(七) 护理诊断与医护合作性问题

合作性问题是指医生和护士合作才能解决的问题，多指由于脏器的病理生理改变所致的潜在并发症。合作性问题不属于护理诊断的范畴。对于合作性问题，护理的重点在于监测并发症的发生和病情的变化，护士需与其他医务人员合作共同处理。护理诊断与医护合作性问题的区别见表 4-2。

表 4-2　护理诊断与医护合作性问题的区别

区别内容	护 理 诊 断	医护合作性问题
决定治疗者	护理人员	医生与护士合作处理
陈述方式(以冠心病为例)	胸痛：与心肌缺血、缺氧有关	潜在并发症：心律失常
预期目标	需要为患者确定预期目标，作为评价护理效果的标准	不强调确定预期目标，因为不是护理职责范围内能单独解决的
护理措施的原则	减轻、消除、预防、排除病痛，促进健康	预防、监测并发症的发生和病情的变化，医护共同进行干预

三、计划

计划是针对护理诊断(或护理问题)制定的具体护理措施，是对患者实施护理的行动指南。

制定护理计划的步骤包括：排列护理诊断顺序，设定预期目标，制定护理措施，护理计划成文。

(一) 护理问题的分类

根据护理问题的重要性和紧迫性可将护理问题分为 3 类。

(1) 首优问题：是指会威胁患者生命、需要立即采取行动去加以解决的问题，如昏迷患者的"清理呼吸道无效"、脱水患者的"体液不足"等问题。在紧急状态下，尤其是急、危、重患者，可以同时存在多个首优问题。

(2) 中优问题：是指虽不直接威胁患者生命，但也能导致身体不健康或引发情绪变化的问题，如“活动无耐力”、“便秘”，使用呼吸机的患者出现的“语言沟通障碍”等。

(3) 次优问题：是指与此次发病关系不大或无直接关系的问题。这些问题并不是不重要，而是在安排护理工作时可以放在稍后考虑。如“缺乏娱乐活动”，对于处于疾病急性期的患者，可将其列为次优问题，待患者进入恢复期后再考虑。

（二）排列护理诊断的顺序

将所作出的护理诊断按轻、重、缓、急确定先后顺序，以保证护理工作高效、有序地进行。

(1) 优先排列对护理对象生命有威胁的、需要立即采取行动的问题，如不能维持自主呼吸、心输出量减少、严重体液不足、有自伤的危险等。

(2) 按马斯洛的人类基本需要层次论进行排列，优先解决生理需要问题，后排列高层次需要问题。

(3) 在与治疗、护理原则无冲突的情况下，患者主观上迫切需要解决的问题可优先排列。

(4) 现存的问题优先排列，但不要忽视潜在的有危险性的问题。

（三）确定护理目标(预期结果)

护理目标是指患者接受护理后，期望能达到的健康状态，即最理想的护理效果。

1. 目标的分类　目标可分为近期目标(又称短期目标)和远期目标(又称长期目标)两类。

(1) 近期目标：是指在相对较短的时间内(一般指 1 周内)可达到的目标。如某急性阑尾炎患者手术后，护士为其制定的护理目标为：患者术后 24 h 内下床活动。

(2) 远期目标：是指需要相对较长时间才能实现的目标，通常几周或几个月，如要求患者 3 个月体重减轻 3 kg。

2. 目标的陈述方式　陈述方式：主语＋谓语＋行为标准＋条件状语＋评价时间。

(1) 主语：指护理对象(主要是患者，还有健康人如孕妇、产妇、患者家属以及家庭和社区)，也可以是护理对象的机体或生理功能的一部分，如患者的体温、皮肤等。

(2) 谓语：指护理对象将能够完成的行为，该行为是可观察到的，如说明、演示、走、喝、告诉、列出等。

(3) 行为标准：是护理对象完成该行为的程度，包括时间、速度、距离、次数等，如每天步行 50 m，每次 15 min。

(4) 条件状语：是护理对象完成的行为所需具备的条件，如在护士的指导下、借助支撑物等。条件状语不一定在每个目标中都出现。

(5) 评价时间：限定患者应在何时达到目标中的预期结果，即何时对目标进行评价。这一部分的重要性在于限定了评价时间，可以督促护士有计划地帮助患者达到目标。

例 1：<u>患者</u>　<u>4 天内</u>　<u>借助双拐</u>　<u>行走</u>　<u>100 m</u> 。(正确)
主语　评价时间　条件状语　谓语　行为标准

护士 2 天内帮助患者拄着拐杖行走 200 m。(错误)

例 2：<u>产妇</u>　<u>出院前</u>　<u>学会</u>　<u>给新生儿洗澡</u>。
主语　评价时间　谓语　行为标准

例 3：<u>住院期间</u>　<u>病人体重</u>　<u>保持在</u>　<u>60 kg 内</u>。
评价时间　主语　谓语　行为标准

3. 陈述目标的注意事项

(1) 预期目标的主语一定是护理对象或护理对象的一部分。预期目标是护士期望护理对象接受护理后发生的改变，而不是护理行动本身或护理措施，所以目标的主语应该是护理对象或护理对象的一部分，而不是护士。

(2) 目标陈述应简单明了，切实可行，属护理工作范围之内。

(3) 目标陈述应具有明确针对性，即针对一个目标一个具体问题（一个护理诊断），但一个护理诊断可有多个目标。

(4) 目标陈述应有具体日期，可被观察和可测量。

(5) 目标陈述必须是患者的行为，避免用“使患者”、“让患者”等词语，这样陈述是指希望护士完成什么而不是患者做什么，也不可使用含糊不清、不正确的词，如了解、掌握、好、坏、尚可等。

(四) 制定护理措施

护理措施是护士针对已确立的护理诊断为达到预期目标而制定的具体方法与手段，规定了解决健康问题的护理活动方式与步骤，也可称为护嘱。

1. 护理措施的类型

(1) 独立的护理措施：是指不依赖医生的医嘱，护士能够独立提出并完成的措施。包括：

1) 协助患者完成日常生活活动：如协助进食、洗漱、如厕等。

2) 治疗性的护理措施：如给氧、吸痰、饮食护理、各种引流管的护理等。即便是遵医嘱提供的治疗性护理，护士也应发挥独立功能，如遵医嘱静脉输入升压药时，护士不仅仅是按医嘱输液就可以了，还需观察用药后的效果、副作用，定时测量血压，教育患者不要擅自调快滴速等，这些都是护士应该完成的独立护理措施。

3) 防止危险问题的发生：如护士为了防止患者坠床而加床档，为防止交叉感染而采用无菌技术操作等。

4) 对患者病情和心理、社会反应进行监测和观察。

5) 为患者及家属提供健康教育和咨询。

6) 为患者提供心理支持。

7) 制定出院计划。

(2) 相互依赖的护理措施：是护士与其他医务人员相互合作采取的行动。如患者出现“营养失调：高于机体需要量”的问题时，护士为了帮助患者恢复理想的体重，应该与营养师或其他专家一起协商讨论，将他们的意见和建议融入护理计划中。

(3) 依赖性的护理措施：即来自医嘱的措施，如“遵医嘱给药”。

2. 制定护理措施的注意事项

(1) 护理措施要保证患者的安全。任何情况下，保证患者的安全都是必要的。例如协助长期卧床患者开始下地活动时应逐渐增加活动量和活动时间，避免活动过度造成患者不能耐受而发生危险。

(2) 护理措施应切实可行。制定护理措施时需考虑以下问题：

1) 患者的具体情况：应为患者制定个体化的护理方案，护理措施应考虑患者的年龄、身体条件、病情、认知情况以及患者自己对改变目前状况的态度等。如为糖尿病患者做糖尿病饮食控制的宣教时，对于有阅读能力的患者可发给他们宣传材料让其自学，仅在他们有疑难问题时加以解释;而对于阅读有困难的患者,则需采取面对面为患者讲述具体方法。

2) 护理人员的情况:护理人员的数量及知识、技术水平等也是制定护理措施时要考虑的。如为糖尿病患者进行饮食健康宣教时,如果护士数量足够,则可以采取对患者进行单独宣教,否则可把病房中的糖尿病患者集中在一起进行宣教。

3) 医院设施、设备情况:如想通过让患者观看录像了解有关知识,则必须有录像带、放像机、音响设备等。

(3) 护理措施应针对预期目标。应针对预期目标制定护理措施,否则目标难以实现。如肺炎患者有“清理呼吸道无效”的问题,目标是患者能顺利咳出痰液,但如果措施是教给患者如何预防肺炎,就显得不太合适。

(4) 护理措施应与其他医疗措施一致。制定护理措施时应查阅医嘱和有关病历记录,当意见不一致时应与医生或其他医务人员一起协商,达成统一意见,否则容易让患者不知所措,造成对医务人员不信任。

(5) 护理措施应具体。护理措施要有具体时间和内容,以便于措施的执行和检查。例如护理措施为连续监测生命体征,应注明隔多长时间观察和测量一次,不能只笼统描述为“定时测量生命体征”。

(6) 护理措施应有科学依据。护理措施应以自然科学、社会科学、人文科学等知识为依据。

3. 构成护理计划　护理计划是将护理诊断、护理目标、护理措施以一定的格式记录下来。一份完整的护理计划是对患者的病情变化及相应的诊断、处理情况的记录,也是护士之间以及护士与其他医务人员之间相互交流的工具,是病历中重要的一部分。

护理计划一般都制成表格形式。各医院的规格不完全相同,大致包括日期、诊断、目标、措施、效果评价几项内容。

四、实施

实施是执行护理计划,实现护理目标的过程。从理论上讲,实施是在护理计划制定之后,但在实际工作中,特别是抢救危重患者时,实施常先于计划之前。实施不仅要求护士具备丰富的专业知识,还要具备熟练的操作技能和良好的人际沟通能力,才能保证患者得到高质量的护理。

(一) 实施的内容

(1) 将计划内的措施进行分配、实施。

(2) 解答患者及家属咨询的问题,进行健康教育,指导他们共同参与护理计划的实施。

(3) 及时评价计划实施的质量、效果,观察病情变化,处理突发急症。

(4) 继续收集资料,及时、准确完成护理记录,不断补充、修正护理计划。

(5) 与其他医护人员保持良好、有效的合作关系,尽可能提高护理工作效率。

(二) 实施步骤

1. 准备　准备工作包括进一步评估患者、审阅计划,分析实施计划所需要的护理知识与技术,预测可能会发生的并发症及预防措施,安排实施计划的人力、物力与时间。具体可这样考虑:

(1) 做什么(What):回顾已制定好的护理计划,保证计划内容是合适的、科学的、安全的,并符合患者目前情况,然后组织所要实施的护理措施。

(2) 谁去做(Who)：确定哪些护理措施是护士自己做，哪些是由辅助护士执行，哪些是由其他医务人员共同完成。一旦护士为患者制定好了护理计划，可以由下列几种人员完成：①护士本人，由制定护理计划的护理人员将计划付诸行动；②其他医务人员，包括其他护理人员、医生和营养师；③患者及家属，有些护理措施需要患者及家属参与或直接完成。

(3) 怎么做(How)：实施时将采取哪些技术和技巧，并回顾技术操作、仪器操作的过程。如果需要运用沟通交流，则应考虑在沟通中可能遇到的问题、可以使用的沟通技巧。

(4) 何时做(When)：根据患者的具体情况、健康状态，选择执行护理措施的时间。

2. 执行　在执行护理计划过程中，要充分发挥患者及家属的积极性，与其他医护人员相互协调配合，熟练运用各项护理技术操作，同时密切观察执行计划后患者的反应及有无新的问题发生，及时收集资料，迅速、正确处理一些新的健康问题。

3. 记录　实施各项护理措施后，应准确进行记录。

(三) 护理记录

护理记录记载患者的健康问题、所采取的护理措施和实施护理措施后患者的结果。如健康问题没有解决，需要分析原因，以便及时调整修改措施。书写护理记录时临床上多采取PIO格式。

P(问题，problem)：即患者的健康问题，用护理诊断陈述，后面记录与护理诊断相对应的患者的病情及反应。

I(措施，intervention)：记录护士针对患者的健康问题所实施的护理措施。

O(结果，outcome)：记录经过护理后的结果，其内容是护理程序中“评价”的部分。

在实施的过程中，护士要把各种护理活动的结果及患者的反应记录下来，这样可以反映出护理效果，并为下一阶段做好准备。

(四) 实施过程中的注意事项

(1) 贯彻“整体”观念：护理活动的核心是整体的人，实施护理措施应全面考虑患者各方面的情况，如信仰、价值观、年龄、健康状况等，以尽可能适应患者的需要。如进行饮食营养方面的健康教育时，需要考虑患者有无特殊的个人习惯或宗教信仰。

(2) 注重安全性：护理措施必须要保证病人的安全。如为病人做口腔护理时，动作要轻柔，避免动作粗暴损伤病人的口腔黏膜。

(3) 注重科学性和灵活性：护士不要机械地实施计划，应合理组织护理活动，而且要把病情观察和收集资料贯穿于其中，对病情变化及时作出判断，灵活实施护理。

(4) 注重互动：患者的合作有助于提高护理活动的效率，因此，护士在实施护理活动过程中应注意与患者及家属的交流和沟通，鼓励患者积极、主动地参与护理活动，并给予适时的教育、支持和安慰。

(5) 明确医嘱，不盲目实施：护士在执行医嘱时，应明确其意义，对有疑问的医嘱应澄清后再执行。

五、评价

评价是将实施护理计划后患者的健康状况与护理计划中预定的护理目标相比较，并作出判断的过程。从这一项活动可以了解患者是否达到预期的护理目标，患者的需求是否得到满足。虽然这是护理程序的最后一个步骤，但实际上评价在护理过程中一直存在，因为在程序的每个步骤进行中，护士一直不断地在进行早期评价，而最后一步的评价是一个全面的检查。

(一) 评价方式

(1) 护士自我评价。

(2) 护士长、护理教师和护士同行的检查评定。

(3) 护理查房。

(二) 评价内容

1. 护理过程的评价 检查护士进行护理活动的行为过程是否符合护理程序的要求。如护理病历质量、护理措施实施情况等。

2. 护理效果的评价 这是评价中最重要的部分。核心内容是评价患者的行为和身心健康状况的改善是否达到护理目标。

3. 评价目标实现程度

(1) 目标完全实现。

(2) 目标部分实现。

(3) 目标未实现。

例如：护理目标为"3天内患者拄着拐杖行走200 m"，3天后的评价结果：

患者已能行走200 m——目标完全实现。

患者能行走100 m——目标部分实现。

患者拒绝或无力行走——目标未实现。

4. 评价步骤

(1) 收集资料：收集资料，列出执行护理措施后患者的反应。

(2) 判断效果：将患者的反应与护理目标进行比较，衡量目标实现情况。

(3) 分析原因：对目标部分实现或目标未实现的原因进行分析、探讨，如：收集的资料是否真实？护理诊断是否正确？护理目标是否切实可行？护理措施是否恰当？措施是否已执行？

(4) 修订计划：对患者目前的健康状况重新评估，然后做出决定。

1) 停止：对已经实现的护理目标与解决的问题，停止原有的护理措施。

2) 修订：对继续存在的健康问题，修正不适当的诊断、目标或措施；对出现的新问题，在再收集资料的基础上作出新的诊断和制定新的目标和措施，进行新一循环的护理活动，直至最终达到护理对象的最佳健康状态。

护理程序是一个系统性解决问题的程序，是护士为患者提供护理服务的工作方法，是患者得到高质量、连续性、全面护理服务的保证。作为一种科学的工作方法和指导框架，护理程序不仅可以应用于临床护理中，也可以应用于护理管理、护理教育、护理科研中。

第三节 护理病案

在应用护理程序为患者解决健康问题的过程中，有关患者的资料、护理诊断、护理目标、护理措施和效果评价，均应予以书面的记录，构成护理病案。目前各医院、各病区护理病案的格式不完全相同，但基本包括以下内容。

一、患者入院护理评估单

入院护理评估单即首页(表4-3)，主要内容为患者的一般情况、简要病史、护理体检、生活状况及自理程度、心理与社会方面状态等。患者入院护理评估单可根据各病区特点设计，力求简单。

表 4-3　患者入院评估单

姓名＿＿＿＿＿床号＿＿＿＿＿科别＿＿＿＿＿病室＿＿＿＿＿住院号＿＿＿＿＿

（一）一般资料

姓名＿＿＿＿＿性别＿＿＿＿＿年龄＿＿＿＿＿职业＿＿＿＿＿

民族＿＿＿＿＿籍贯＿＿＿＿＿婚姻＿＿＿＿＿文化程度＿＿＿＿＿宗教信仰＿＿＿＿＿

联系地址＿＿＿＿＿联系人＿＿＿＿＿电话＿＿＿＿＿

主管医师＿＿＿＿＿护士＿＿＿＿＿收集资料时间＿＿＿＿＿

入院时间＿＿＿＿＿入院方式：步行　扶行　轮椅　平车

入院医疗诊断＿＿＿＿＿

入院原因（主诉和简要病史）＿＿＿＿＿

既往史：

过敏史：无　　有（药物＿＿＿＿＿食物＿＿＿＿＿其他＿＿＿＿＿）

家族史：高血压、冠心病、糖尿病、肿瘤＿＿＿＿＿、癫痫、精神病、传染病＿＿＿＿＿、遗传病、其他＿＿＿＿＿

（二）生活状况及自理程度

1. 饮食

基本膳食：普食　软饭　半流质　流质　禁食

食欲：正常　增加　亢进＿＿＿＿＿天/周/月　下降/厌食＿＿＿＿＿天/周/月

近期体重变化：无　增加/下降＿＿＿＿＿kg/＿＿＿＿＿月（原因＿＿＿＿＿）

其他：＿＿＿＿＿

2. 睡眠/休息

休息后体力是否容易恢复：是　否（原因＿＿＿＿＿）

睡眠：正常　入睡困难　易醒　早醒　多梦　噩梦　失眠

辅助睡眠：无　药物＿＿＿＿＿　其他方法＿＿＿＿＿

其他：＿＿＿＿＿

3. 排泄

排便：＿＿＿＿＿次/天　性状＿＿＿＿＿正常/便秘/腹泻/大便失禁　造瘘

排尿：＿＿＿＿＿次/天　颜色＿＿＿＿＿性状＿＿＿＿＿尿量＿＿＿＿＿ml/24 h　尿失禁

4. 烟酒嗜好

吸烟：无　偶尔吸烟　经常吸烟＿＿＿＿＿年＿＿＿＿＿支/天　已戒＿＿＿＿＿年

饮酒/酗酒：无　偶尔饮酒　经常饮酒＿＿＿＿＿年＿＿＿＿＿ml/d　已戒＿＿＿＿＿年

5. 活动

自理：全部　障碍（进食　沐浴/卫生　穿着/修饰　如厕）

活动能力：下床活动　卧床（自行翻身/不能自行翻身）

步态：稳　不稳（原因＿＿＿＿＿）

医疗/疾病限制：医嘱卧床　持续静滴　石膏固定　牵引　瘫痪

6. 其他＿＿＿＿＿

（三）体格检查

T＿＿＿＿＿℃　P＿＿＿＿＿次/分　R＿＿＿＿＿次/分　BP＿＿＿＿＿mmHg

身高＿＿＿＿＿cm　体重＿＿＿＿＿kg

1. 神经系统
意识状态：清醒　意识模糊　嗜睡　谵妄　昏迷
语言表达：清楚　含糊　语言困难　失语
定向能力：准确　障碍(自我　时间　地点　人物)
2. 皮肤、黏膜
皮肤颜色：正常　潮红　苍白　发绀　黄染
皮肤温度：温　凉　热
皮肤湿度：正常　干燥　潮湿　多汗
完整性：完整　皮疹　出血点　其他________
压疮(Ⅰ/Ⅱ/Ⅲ度)(部位/范围________)
口腔黏膜：正常　充血　出血点　糜烂溃疡　疱疹　白斑
其他：________
3. 呼吸系统
呼吸方式：自由呼吸　机械呼吸
节律：规则　异常　频率________次/分　深浅度：正常　深　浅
呼吸困难：无　轻度　中度　重度
咳嗽：无　有
痰：无　容易咳出　不易咳出　痰(色________量________黏稠度________)
其他：________
4. 循环系统
心律：规则　心律不齐　心率：________次/分
水肿：无　有(部位/程度________)
其他：________
5. 消化系统
胃肠道症状：恶心　呕吐(颜色________性质________次数________总量________)
嗳气　反酸　烧灼感　腹胀　腹痛(部位/性质________)
腹水(腹围________ cm)
其他：________
6. 生殖系统
月经：正常　紊乱　痛经　月经量过多　绝经
其他：________
7. 认知/感觉
疼痛：无　有　部位/性质
视力：正常　远/近视　失明(左/右/双侧)
听力：正常　耳鸣　重听　耳聋(左/右/双侧)
触觉：正常　障碍(部位________)
嗅觉：正常　减弱　缺失
思维过程：正常　注意力分散　远/近期记忆力下降　思维混乱
其他：________
(四) 心理与社会方面
1. 情绪状态：镇静　易激怒　焦虑　恐惧　悲哀　无反应
2. 就业状态：固定职业　丧失劳动力　失业　待业
3. 沟通：希望与更多的人交往　语言交流障碍　不愿与人交往
4. 医疗费用来源：自费　劳保　公费　医疗保险　其他
5. 与亲友关系：和睦　冷淡　紧张
6. 遇到困难最愿向谁倾诉：配偶　父母　子女　其他
(五) 入院介绍(患者知道)
负责自己的医生、护士姓名，病室环境，病室制度(查房、开饭、探望、熄灯时间)及粪、尿常规标本留取法。

二、护理计划单

根据患者入院护理评估，按先后主次顺序将患者的护理诊断列于计划单上，并制订相应的护理目标、措施，及时评价。如出现新的护理诊断，及时作出相应护理计划并记录(表 4－4)。

表 4－4 护理计划单

姓名__________床号__________科别__________病室__________住院号__________

开始日期	护理诊断	护理目标	护理措施	效果评价	停止日期	签名
10月5日	营养失调：高于机体需要量；肥胖，与摄入量过多有关	1. 1周内体重下降0.5～1 kg 2. 10日内会制定低脂肪食谱	1. 控制每日摄入量在6.8 MJ内 2. 鼓励户外散步，每日至少0.5 h 3. 进行一次合理饮食的健康教育，指导患者制定食谱，每日1次	体重下降0.5 kg 能独立制定低脂肪食谱	10月12日 10月15日	王芳 王芳

三、护理记录单

护理记录单是反映护士运用护理程序的方法为患者解决问题过程的记录。书写时使用PIO记录方式(表 4－5)。

表 4－5 护理记录单

姓名__________床号__________科别__________病室__________住院号__________

日 期	时 间	护理记录	签名
10月3日	8 Am	P：恐惧，与害怕手术疼痛有关 I：1. 评估恐惧的程度 2. 解释手术时的麻醉方式和效果 3. 介绍8床同样手术的患者与其交流体会 4. 指导患者进行自我调节的技巧，如精神放松、转移注意力等	章英
	9 Am	O：患者自诉已经不怎么怕了，并能自己走进手术室	刘静

四、健康教育计划单

护士有责任给住院期间的患者进行有关健康方面的教育，帮助不同患者在各自原有的基础上取得最高水平的身心健康。健康教育始于入院，其内容有：制定标准宣教计划，帮助患者了解自己所患疾病的防治知识；与患者一起讨论有益和有害的卫生习惯，如讲解戒除烟酒、科学的饮食起居和精神卫生对健康的影响；要求患者主动参与并找出自己现存与潜在的健康问题，必要时帮助患者订出目标去逐项解决；出院指导，主要包括患者出院后在饮食、服药、休息、功能锻炼和定期复查等方面的注意事项(表 4－6)。

表 4-6 健康教育计划单

床号__________ 姓名__________ 住院号__________

	教育内容	宣教日期	护士签名	患者、家属签名
接诊护士宣教	1. 介绍环境：办公室、病室、卫生间 2. 介绍：便盆、尿壶、垃圾的存放 3. 介绍：摇床、信号铃的使用，电源开关和其他设施的使用 4. 介绍：用膳时间和作息时间 5. 介绍：主管医生、主管护士、科主任、护士长姓名 6. 讲解：抽血的注意事项 7. 讲解：留大、小便标本的注意事项 8. 讲解：B超、摄片、心电图等检查的注意事项			
主管护士宣教	1. 介绍：疾病名称、护理级别 2. 介绍：特殊用药名称及注意事项 3. 讲解：饮食种类，说明饮食的重要性 4. 讲解：疾病知识、预防疾病知识			

五、患者出院护理评估单

出院护理评估单内容有出院指导和护理小结。出院指导主要包括患者出院后在饮食、服药、休息、功能锻炼和定期复查等方面的注意事项。护理小结是患者在住院期间，护士按护理程序对患者进行护理活动的概括记录，包括护理目标是否达到、护理问题是否解决、护理措施是否落实、护理效果是否满意等(表 4-7)。

表 4-7 患者出院护理评估单

姓名__________床号__________科别__________病室__________住院号__________

(一) 出院指导

1. 休息和功能锻炼____________________

2. 饮食____________________

3. 自我监测和护理(伤口处理、病情观察等)__________

如出现下列症状，需要及时就医__________

仍存在的护理诊断/问题和应采取的措施：__________

4. 复查：时间____________________地点____________________

5. 其他____________________

6. 药物：与本疾病有关的主要治疗药物(包括药物名称、剂量、时间、用法、特别指导)

(二) 护理小结(住院期间护理程序实施情况与存在问题)

____

____

(三) 评价(由护士长全面了解情况后负责评价)

1. 患者评价　　　　优　　良　　中　　差

2. 整体护理效果评价　　优　　良　　中　　差

护士长签名__________护士签名__________

年　　月　　日

护理程序是一个连续循环的过程，各步骤按逻辑顺序进行。各步骤之间相互联系、互为影响。各步骤的主要内容如图 4-2。

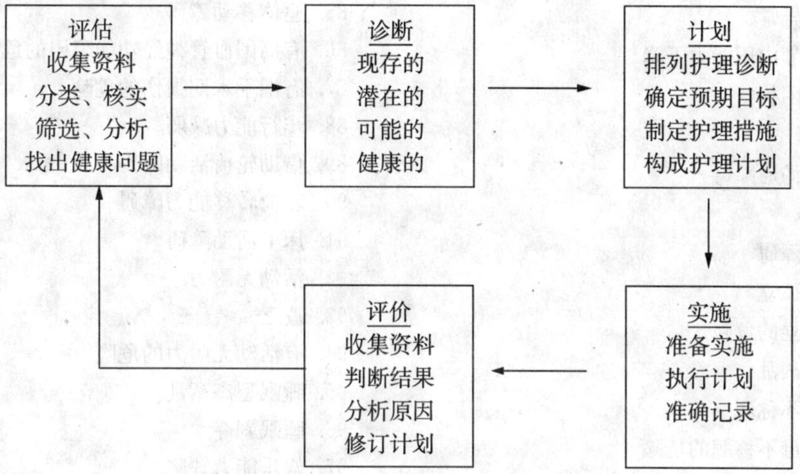

图 4-2 护理程序流程图

附一：护理诊断一览表(148 项)

(一) 交换

1. 营养失调：高于机体需要量
2. 营养失调：低于机体需要量
3. 营养失调：潜在的高于机体需要量
4. 有感染的危险
5. 有体温改变的危险
6. 体温过低
7. 体温过高
8. 体温调节无效
9. 反射失调
10. 有自主反射失调的危险
11. 便秘
12. 感知性便秘
13. 腹泻
14. 大便失禁
15. 有便秘的危险
16. 排尿异常
17. 压力性尿失禁
18. 反射性尿失禁
19. 急迫性尿失禁
20. 功能性尿失禁
21. 完全性尿失禁
22. 有急迫性尿失禁的危险
23. 尿潴留
24. 组织灌注量改变(肾、脑、心、肺、胃、肠或周围血管)
25. 有体液量不平衡的危险
26. 体液过多
27. 体液不足
28. 有体液不足的危险
29. 心输出量减少
30. 气体交换受损
31. 清理呼吸道无效
32. 低效性呼吸型态
33. 不能维持自主呼吸
34. 呼吸机依赖
35. 有受伤的危险
36. 有窒息的危险
37. 有中毒的危险
38. 有外伤的危险
39. 有误吸的危险
40. 有废用综合征的危险
41. 乳胶变态反应(过敏反应)
42. 有乳胶变态反应的危险
43. 保护能力改变
44. 组织完整性受损

45. 口腔黏膜改变
46. 皮肤完整性受损
47. 有皮肤完整性受损的危险
48. 出牙异常
49. 调节颅内压能力下降
50. 精力困扰

(二) 沟通

51. 语言沟通障碍

(三) 关系

52. 社交障碍
53. 社交孤立
54. 有孤立的危险
55. 角色紊乱
56. 父母不称职
57. 有父母不称职的危险
58. 有父母亲子依恋改变的危险
59. 性功能障碍
60. 家庭作用改变
61. 照顾者角色障碍
62. 有照顾者角色障碍的危险
63. 家庭作用改变：酗酒
64. 父母角色冲突
65. 性生活型态改变

(四) 赋予价值

66. 精神困扰
67. 有精神困扰的危险
68. 增进精神健康：潜能性

(五) 选择

69. 个人应对无效
70. 调节障碍
71. 防卫性应对
72. 防卫性否认
73. 家庭应对无效：失去能力
74. 家庭应对无效：妥协性
75. 家庭应对：潜能性
76. 社区应对：潜能性
77. 社区应对无效
78. 遵守治疗方案无效(个人的)
79. 不合作(特定的)
80. 遵守治疗方案无效(家庭的)
81. 遵守治疗方案无效(社区的)
82. 遵守治疗方案有效(个人的)
83. 抉择冲突(特定的)
84. 寻求健康行为(特定的)

(六) 活动

85. 躯体移动障碍
86. 有周围血管神经功能障碍的危险
87. 有围手术期损伤的危险
88. 步行能力减弱
89. 借助轮椅活动障碍
90. 轮椅转移能力障碍
91. 床上活动障碍
92. 活动无耐力
93. 疲乏
94. 有活动无耐力的危险
95. 睡眠型态紊乱
96. 睡眠剥夺
97. 娱乐能力缺陷
98. 持家能力障碍
99. 保持健康能力改变
100. 外科手术后恢复延迟
101. 成人厌弃生存
102. 进食自理缺陷
103. 吞咽障碍
104. 母乳喂养无效
105. 母乳喂养中断
106. 母乳喂养有效
107. 婴儿喂养困难
108. 沐浴/卫生自理缺陷
109. 穿着/修饰自理缺陷
110. 如厕自理缺陷
111. 生长发育改变
112. 有发育异常的危险
113. 有生长异常的危险
114. 环境改变综合征
115. 有婴儿行为紊乱的危险
116. 婴儿行为改变
117. 增进婴儿行为：潜能性

(七) 感知

118. 自我形象紊乱
119. 自尊紊乱
120. 长期自我贬低
121. 条件性自我贬低
122. 自我认同紊乱
123. 感知改变(特定的)(视、听、运动、味、触、

嗅）
124. 单侧感觉丧失
125. 绝望
126. 无能为力
（八）认识
127. 知识缺乏(特定性)
128. 定向力障碍
129. 突发性意识模糊
130. 渐进性意识模糊
131. 思维过程改变
132. 记忆障碍
（九）感觉
133. 疼痛
134. 慢性疼痛
135. 恶心
136. 功能障碍性悲哀
137. 预感性悲哀
138. 经常性悲哀
139. 有暴力行为的危险：对自己或他人
140. 有自伤的危险
141. 创伤后综合征
142. 强暴创伤综合征
143. 强暴创伤综合征：复合性反应
144. 强暴创伤综合征：沉默性反应
145. 有创伤后反应的危险
146. 焦虑
147. 对死亡的焦虑
148. 恐惧

附二：常见医护合作性问题(86 项)

1. 潜在并发症：心/血管系统
1.1 局部缺血性溃疡
1.2 心输出量减少
1.3 心律失常
1.4 肺水肿
1.5 心源性休克
1.6 深静脉血栓形成
1.7 血容量减少性休克
1.8 外周血液灌注不足
1.9 高血压
1.10 先天性心脏病
1.11 心绞痛
1.12 心内膜炎
1.13 肺栓塞
1.14 脊髓休克
2. 潜在并发症：呼吸系统
2.1 低氧血症
2.2 肺不张/肺炎
2.3 支气管狭窄
2.4 胸腔积液
2.5 气管坏死
2.6 呼吸机依赖性呼吸
2.7 气胸
2.8 喉水肿
3. 潜在并发症：肾/泌尿系统
3.1 急性尿潴留
3.2 肾灌注不足
3.3 膀胱穿孔
3.4 肾结石
4. 潜在并发症：胃肠-肝-胆系统
4.1 肠麻痹性梗阻/小肠梗阻
4.2 肝功能异常
4.3 高胆红素血症
4.4 内脏切除术
4.5 肝脾大
4.6 柯林溃疡
4.7 腹水
4.8 胃肠出血
5. 潜在并发症：代谢/免疫/造血系统
5.1 低血糖/高血糖
5.2 负氮平衡
5.3 电解质紊乱
5.4 甲状腺功能障碍
5.5 体温过低(严重的)
5.6 体温过高(严重的)
5.7 败血症
5.8 酸中毒(代谢性、呼吸性)
5.9 碱中毒(代谢性、呼吸性)
5.10 甲状腺功能减退/甲状腺功能亢进
5.11 变态反应
5.12 供体组织排斥反应
5.13 肾上腺功能不全
5.14 贫血
5.15 血小板减少症

5.16 免疫缺陷
5.17 红细胞增多症
5.18 镰状细胞危象
5.19 弥散性血管内凝血
6. 潜在并发症：神经/感觉系统
6.1 颅内压增高
6.2 中风
6.3 癫痫
6.4 脊髓压迫症
6.5 重度抑郁症
6.6 脑膜炎
6.7 脑神经损伤(特定性)
6.8 瘫痪
6.9 外周神经损伤
6.10 眼压增高
6.11 角膜溃疡
6.12 神经系统疾病
7. 潜在并发症：肌肉/骨骼系统
7.1 骨质疏松
7.2 腔隙综合征
7.3 关节脱位
7.4 病理性骨折
8. 潜在并发症：生殖系统
8.1 胎儿窘迫
8.2 产后出血
8.3 妊娠高血压
8.4 月经过多
8.5 月经频繁
8.6 梅毒
8.7 产前出血
8.8 早产
9. 潜在并发症：药物治疗副作用
9.1 肾上腺皮质激素治疗的副作用
9.2 抗焦虑治疗的副作用
9.3 抗心律失常治疗的副作用
9.4 抗凝治疗的副作用
9.5 抗惊厥治疗的副作用
9.6 抗抑制治疗的副作用
9.7 抗高血压治疗的副作用
9.8 抗肿瘤治疗的副作用
9.9 抗精神病治疗的副作用

附三：护理诊断内容举例

一、营养失调：低于机体需要量

【定义】 个体营养素的摄入量不能满足其代谢需要量的状态。

【诊断依据】

1. 主要依据

(1) 低于理想体重的20%以上。

(2) 营养素的摄入量低于膳食推荐量(RDA)。

(3) 三头肌皮褶厚度、上臂中围均低于正常值。

2. 次要依据

(1) 有摄入不足的因素存在。

(2) 典型营养不良的表现有皮肤干燥、弹性差、毛发枯落、肌肉无力、血管脆性增加、情绪不稳定等。

【相关因素】

1. 病理生理因素 ①代谢率增加性疾病、肿瘤、感染、甲状腺功能亢进、外伤等；②消化吸收障碍性疾病；③吞咽、咀嚼困难，如口腔疾病、脑血管疾病等。

2. 治疗因素 口腔手术及药物或射线治疗的胃肠道不良反应等。

3. 情境因素 ①营养知识缺乏；②情绪高度紧张或抑郁引起神经性厌食和呕吐等；③因经济困难、运输障碍或意外导致食物缺乏；④民俗文化的饮食形态使摄入量过少。

4. 年龄因素 ①婴儿及儿童的父母缺乏喂养知识；生长发育迅速，需要量增加；②青年人有神经性厌食、节食过度；③老年人缺齿、味觉迟钝或缺乏食物等。

二、体温过低

【定义】 个体体温低于正常范围的状态。

【诊断依据】

1. 主要依据

(1) 体温低于正常范围。

(2) 怕冷，面色苍白，皮肤冰冷。

2. 次要依据

(1) 末梢循环充盈缓慢，甲床发绀。

(2) 汗毛竖立，脉搏增快，血压升高。

【相关因素】

1. 病理生理因素　下丘脑病变、休克、恶病质等。

2. 治疗因素　药物引起血管扩张，乙醇擦浴散热过多。

3. 情境因素　①在低温环境暴露时间过长；②衣着过少；③摄入热量不足；④不活动。

4. 年龄因素　①新生儿皮下脂肪少、体表散热面积大，加之体温调节中枢发育不完善；②老年人代谢率低、皮下脂肪少。

三、体温过高

【定义】 个体体温高于正常范围的状态。

【诊断依据】

1. 主要依据　体温在正常范围以上。

2. 次要依据

(1) 皮肤潮红，触摸发热。

(2) 心率、呼吸增快。

(3) 可有抽搐或惊厥发生。

【相关因素】

1. 病理生理因素　各种感染性疾病及非感染性致热疾病。

2. 治疗因素　药物或麻醉影响散热过程，体温升高。

3. 情境因素　在高温环境暴露过久；剧烈运动、衣着不当等。

4. 年龄因素　未成熟儿。

四、便秘

【定义】 个体正常排便习惯改变，大便次数减少和(或)排出干、硬便的状态。

【诊断依据】

1. 主要依据

(1) 排便次数每周少于 3 次。

(2) 排出干、硬成型便。

2. 次要依据　主诉直肠饱胀感，排便费力；左下腹可触及包块；此外，可能有食欲减退、口臭、口腔溃疡、头痛、腰背痛，使用缓泻药等。

【相关因素】

1. 病理生理因素　感觉运动障碍，内分泌疾病，电解质紊乱，营养不良，肛门、会阴、腰背部疼痛性病灶，结肠发育不良等。

2. 治疗因素　腹部手术等治疗性限制；麻醉药、钙剂、抗生素等药物不良反应。

3. 情境因素　活动量少；精神、工作压力大；环境陌生等干扰排便规律。此外，饮食过细、过精、缺乏纤维素及饮水过少等。

4. 年龄因素　儿童饮食过精、没有接受定时排便训练。老人肠蠕动减慢，活动量少。

五、腹泻

【定义】 个体排便次数增多，大便不成型或排出松散、水样便的状态。

【诊断依据】

1. 主要依据　便次增多(大于 3 次/天)；松散、水样便。
2. 次要依据　腹痛、肠鸣音亢进；大便量增多及颜色变化；有里急后重感。

【相关因素】

1. 病理生理因素　胃肠道疾病、内分泌代谢性疾病、营养性疾病等。
2. 治疗因素　药物副作用、管喂饮食等。
3. 情境因素　饮食改变；环境改变(水土不服等)；焦虑及应激状态。
4. 年龄因素　①婴幼儿生理性腹泻、辅食添加不当；②老年人胃肠及括约肌功能减退。

六、大便失禁

【定义】 个体排便不能自主的状态。

【诊断依据】 排便不自主，失去控制。

【相关因素】 神经肌肉疾病；认识感知障碍；胃肠疾病及括约肌功能失调、结肠手术后等。

七、压力性尿失禁

【定义】 个体腹压增加时，有不自主的少量(＜50 ml)排尿的状态。

【诊断依据】

1. 主要依据　腹压增加时(咳嗽、喷嚏)有尿液流出现象。
2. 次要依据　尿频、尿急。

【相关因素】

(1) 腹腔压力增加：肥胖、妊娠、腹水及水肿等。

(2) 膀胱充盈过度或括约肌功能减退。

(3) 骨盆支持组织乏力或退行性变。

八、反射性尿失禁

【定义】 个体膀胱充盈到一定限度时，出现不自主排尿的状态。

【诊断依据】

1. 主要依据

(1) 缺乏膀胱充盈感。

(2) 部分或全部丧失膀胱充盈后的自主排尿感。

(3) 膀胱充盈到一定限度时，不随意收缩或痉挛。

2. 次要依据　神经损伤，排尿反射弧破坏。

九、急迫性尿失禁

【定义】 个体出现强烈排尿感觉时，立刻出现不自主排尿的状态。

【诊断依据】

1. 主要依据

(1) 尿频、尿急。

(2) 膀胱收缩或痉挛。

(3) 有急迫排尿感时，即不自主排尿。

2. 次要依据　夜尿，排尿量少(＜100 ml)或过多(＞550 ml)；来不及到厕所就排尿。

【相关因素】

(1) 引起膀胱刺激征的因素：膀胱感染、出血；尿液浓缩；机械刺激等。

(2) 膀胱容量减少：膀胱手术、持续导尿。

(3) 膀胱充盈过度：大量饮水、利尿药等。

(4) 神经系统疾病导致感觉障碍等。

十、功能性尿失禁

【定义】 个体不能预知的、不自主的排尿状态。

【诊断依据】

主要依据　急于排尿感，找到排尿场所前出现不自主的排尿。

【相关因素】

(1) 感知(视力)、认知障碍。

(2) 躯体移动障碍。

(3) 环境障碍：陌生、照顾不当、厕所太远或设施不合理等。

十一、完全性尿失禁

【定义】 在排除其他各种尿失禁的情况下，个体处于持续的、不可预测的排尿状态。

【诊断依据】

1. 主要依据

(1) 膀胱不充盈，也没有膀胱收缩，尿液不自主、不断地流出。

(2) 治疗无效。

2. 次要依据

(1) 缺乏膀胱充盈感。

(2) 对尿失禁无感觉。

【相关因素】

(1) 泌尿道畸形，如尿道裂、尿道口异位、膀胱外翻等。

(2) 手术激惹逼尿肌。

(3) 中枢神经病变使个体感知、认知及运动障碍。

十二、尿潴留

【定义】 个体处于膀胱不能完全排空的状态。

【诊断依据】

1. 主要依据

(1) 膀胱处于充盈状态。

(2) 无排尿或间歇性的少量排尿。

2. 次要依据

(1) 有膀胱充盈感。

(2) 排尿后膀胱有残尿。

(3) 排尿困难、尿滴沥。

【相关因素】 均与病理生理因素有关。

(1) 排尿反射弧受抑制，如盆腔手术、脊髓疾病。

(2) 膀胱以下机械性梗阻。

(3) 膀胱功能障碍。

十三、气体交换受损

【定义】 个体肺泡与微血管之间的氧和二氧化碳气体交换减少的状态。

【诊断依据】

1. 主要依据

(1) 呼吸困难、烦躁不安、易激动、嗜睡。

(2) 低氧血症、高碳酸血症、血氧饱和度下降。

2. 次要依据 慢性缺氧、二氧化碳潴留引起多脏器功能障碍：

(1) 精神错乱、焦虑。

(2) 呼吸急促，出现啰音。

(3) 右室负荷加重及衰竭体征，心律失常。

(4) 胃肠排空时间延长。

(5) 尿量减少、蛋白尿、氮质血症。

(6) 肌无力、肌萎缩、疲乏无力等。

【相关因素】

1. 病理生理因素 肺组织有效换气面积减少；气道分泌物黏稠、增多；肺表面活性物质减少。

2. 治疗因素 气管插管等引起呼吸道梗阻、吸氧浓度不适宜等。

3. 年龄因素 早产儿、新生儿吸入性肺炎、肺透明膜病。老年人肺顺应性下降，肺表面活性物质减少。

十四、清理呼吸道无效

【定义】 个体不能清理呼吸道分泌物或阻塞物，使呼吸道不能保持通畅的状态。

【诊断依据】

1. 主要依据

(1) 无效咳嗽或咳嗽无力。

(2) 无力清除呼吸道分泌物或阻塞物。

2. 次要依据 呼吸型态异常(呼吸频率、节律、深度变化)；烦躁不安、口唇发绀；异常呼吸音。

【相关因素】

1. 病理生理因素 呼吸系统感染；因疼痛咳嗽无效；神经系统疾病使咳嗽反射受抑或感知、认知障碍。

2. 治疗因素 手术导致咳嗽无力或无效；麻醉药、镇静安眠药抑制咳嗽反射；医疗性限制卧床过久等。

3. 情境因素 过度疲劳、焦虑、恐惧、张口呼吸使分泌物黏稠和缺乏咳嗽知识。

4. 年龄因素 新生儿咳嗽反射低下。老年人活动少，反射迟钝，咳嗽无力。

十五、低效性呼吸型态

【定义】 个体呼气、吸气活动过程中肺组织不能有效扩张和排空的状态。

【诊断依据】

1. 主要依据

(1) 呼吸型态异常，如呼气延长、撅嘴呼吸。

(2) 脉搏频率、节律、性质异常。

2. 次要依据

(1) 发绀，鼻翼扇动，端坐呼吸，三点式呼吸。

(2) 桶状胸，使用辅助呼吸机，肺活量下降。

【相关因素】

1. 病理生理因素 支气管阻塞、神经肌肉损伤、认知感知障碍性疾病。

2. 情境因素 疼痛、疲劳、焦虑、恐惧等。

3. 年龄因素 婴幼儿、新生儿胸廓发育不完善;老年人胸廓退行性变。

十六、有受伤的危险

【定义】 个体适应、防御能力降低时,在与环境相互作用中容易受到损伤的危险状态。

【诊断依据】 有引起个体适应能力下降而受伤的危险因素存在。

【相关因素】

1. 个体内部因素 ①病理生理因素:神经调节(感觉、运动和感知)功能障碍;组织缺氧;营养不良;免疫功能降低;血象异常(血红蛋白降低,白细胞、红细胞减少,凝血因子、血小板减少等);皮肤破损等。②心理护理。③年龄因素:各年龄组的生理、心理、社会适应力有差异,存在受伤因素。

2. 外部环境因素 ①生物因素:病原体及人群免疫力。②化学因素:药品、毒素、污染物、防腐剂、美容染发及乙醇、咖啡因、尼古丁等。③物理因素:房屋结构与布局、室内设施是否合理。④交通、运输方式。⑤医护人员及社会支持系统状态(人员素质、身心状态、医疗机构布局等)。

十七、有误吸的危险

【定义】 个体处于有可能将分泌物或异物吸入气管、支气管的危险状态。

【诊断依据】 有导致个体误吸的危险因素存在。

【相关因素】

(1) 意识障碍或咳嗽反射、吞咽反应迟钝。

(2) 气管切开或气管插管等。

(3) 贲门括约肌失常,胃内容物反流。

(4) 面、口、颈部手术及外伤。

十八、有废用综合征的危险

【定义】 个体因治疗或其他原因,使肌肉骨骼不能活动而引起身体各系统功能的危险状态。

【诊断依据】 有导致个体长时间不能活动的危险因素存在。

废用综合征表现:压疮,便秘,肺、泌尿道感染,尿潴留,静脉血栓形成,直立性低血压,肌力、肌张力减退,关节活动受限,定向力障碍及焦虑、沮丧心理反应等。

【相关因素】

(1) 意识障碍或瘫痪。

(2) 医嘱限制活动或肢体机械制动不能活动。

(3) 剧烈疼痛等不适。

十九、组织完整性受损

【定义】 个体皮肤、黏膜及皮下组织受损的状态。个体组织由上皮组织、结缔组织、肌肉组织和神经组织组成。组织完整性受损是一个概括性的诊断名称,在临床实际应用时应根据个体受损组织,具体应用"皮肤完整性受损"或"口腔黏膜受损"等护理诊断名称。

【诊断依据】 角膜、黏膜、皮肤或皮下组织受到损伤或破坏。

【相关因素】

1. 病理生理因素 躯体感觉、活动障碍,循环障碍,营养不良或肥胖,体液过少或过多,外伤,过敏,色素沉着，皮肤弹性改变等。

2. 治疗因素　①手术损伤、导管插入损伤等；②射线损伤。

3. 情境因素　温度过高或过低(烧烫伤、冻伤)；电击伤；日光晒伤；分泌物及排泄物刺激；潮湿；缺乏卫生保健知识和习惯；心理因素。

4. 年龄因素　①婴幼儿尿布疹、湿疹等；②老年人皮肤退化干燥、变薄、皮下组织萎缩，易引起损伤。

二十、口腔黏膜改变

【定义】 个体口腔黏膜受到破坏的状态。

【诊断依据】

1. 主要依据　口腔黏膜破溃、疼痛。

2. 次要依据　口腔黏膜充血、水肿，口腔炎，口臭，牙龈炎，唾液缺乏，口腔黏膜白斑，龋齿等。

【相关因素】

1. 病理生理因素　感染、脱水、营养不良等引起唾液减少性疾病。

2. 治疗因素　口腔手术，插管，义齿不合适；禁食超过 24 h；应用免疫抑制药等。

3. 情境因素　酸性食物、有毒物质、酗酒、口腔不卫生、用口呼吸、缺乏口腔保健知识等。

二十一、皮肤完整性受损

【定义】 个体的皮肤处于受损状态。

【诊断依据】

1. 主要依据　表皮、真皮组织破坏。

2. 次要依据　皮肤潮红、瘙痒、剥脱。

【相关因素】 见组织完整性受损。

二十二、有皮肤完整性受损的危险

【定义】 个体皮肤处于可能受损的危险状态。

【诊断依据】 有致皮肤损害的危险因素存在。

【相关因素】

1. 个体因素　①躯体感觉、活动障碍，循环不良，代谢率异常及营养障碍(消瘦或肥胖)；②皮肤水肿、干燥、多汗，皮肤变薄或弹性降低，色素沉着等；③缺乏保持皮肤卫生的知识和习惯。

2. 环境因素　理化刺激因素存在及缺乏皮肤卫生的条件。

二十三、躯体移动障碍

【定义】 个体独立移动躯体的能力受限制的状态。

【诊断依据】

1. 主要依据　不能自主地活动(床上活动，上、下床及室内活动等)；强制性约束不能活动，如肢体制动、牵引、医嘱绝对卧床等。

2. 次要依据　肌肉萎缩，肌力、肌张力下降；协调、共济运动障碍；关节活动受限。

【相关因素】

1. 病理生理因素　神经肌肉受损，肌肉骨骼损伤，感知认知障碍，活动无耐力的疾病；疼痛不适。

2. 情境因素　抑郁、焦虑心理。

3. 年龄因素　老年人运动功能退行性变化使活动受限。

【活动功能分级】

1. 0级　能完全独立的活动。

2. Ⅰ级　需助行器械辅助活动。

3. Ⅱ级　需他人帮助活动。

4. Ⅲ级　既需助行器又需他人帮助活动。

5. Ⅳ级　不能活动，完全依赖帮助。

二十四、进食自理缺陷

【定义】 个体因各种原因进食活动能力受损的状态。

【诊断依据】 个体不能将食物送入口腔。

【相关因素】

1. 病理生理因素　神经、肌肉、骨骼疾病；视力障碍性疾病等。

2. 治疗因素　进食活动受限制活动的治疗措施。

3. 情境因素　抑郁、焦虑等心理障碍；活动耐受力下降。

4. 年龄因素　①婴幼儿缺乏独立能力；②老年人感知、认知及运动障碍。

二十五、沐浴/卫生自理缺乏

【定义】 个体沐浴或清洁卫生活动能力受损的状态（沐浴、卫生自理活动受损程度参考活动功能分级标准）。

【诊断依据】

1. 主要依据　不能独自清洗全身或躯体某一部分。

2. 次要依据　不能得到水源，不能调节水温和流量。

【相关因素】 参见进食自理缺陷。

二十六、穿着/修饰自理缺陷

【定义】 个体穿衣、修饰自理活动能力受损的状态（穿衣等自理活动受损程度参考活动功能分级标准）。

【诊断依据】

1. 主要依据　不能自己脱衣、穿衣。

2. 次要依据　不能系腰带、领带，不能扣衣扣；不能独立戴、摘装饰品；不能维持整洁的仪表。

【相关因素】 参见进食自理缺陷。

二十七、知识缺乏（特定的）

【定义】 个体缺乏特定的信息和技能，出现心理、认识能力受损的状态。

【诊断依据】 陈诉不懂或不理解有关知识及技能；不能正确执行医护措施；因知识缺乏有异常心理表现，如激动、敌视、冷淡、焦虑及粗暴行为等。

【相关因素】

1. 病理生理因素　缺乏疾病诊断、防治知识；疾病导致认知障碍。

2. 情境因素　认知水平障碍；缺乏信息资源；对信息理解不正确；文化、语言沟通障碍；缺乏学习兴趣和动机。

3. 年龄因素　儿童缺乏卫生、安全、自理、营养等知识。青年人缺乏安全、性知识及保健等知识。老年人缺乏识别早期疾病知识及老年保健等知识。

二十八、疼痛

【定义】 个体经受或有严重不舒服的感觉状态。

【诊断依据】

(1) 主诉有疼痛不适感。

(2) 有痛苦表情、强迫体位和防卫性宣泄行为表现。

(3) 有自主神经反应,如血压升高,脉搏、呼吸增快,瞳孔散大,出汗,肌肉紧张度增高等。

(4) 有社交、思维改变。

【相关因素】

1. 病理生理因素 脏器疾病;骨骼、肌肉病变;血管疾病;肿瘤;炎症及损伤等。

2. 治疗因素 有创伤性诊疗措施(穿刺、插管、活检、手术等);治疗性局部受压(绷带、石膏等);限制性体位不适;分娩及痛经。

3. 情境因素 环境刺激物致物理性、化学性损伤;心理损伤因素亦可引起疼痛加剧。

二十九、焦虑

【定义】 个体因非特异的、不明确的因素引起的一种模糊不适感觉的状态。

【诊断依据】

1. 生理表现

(1) 主观表现:有失眠、疲劳、虚弱感及口干、肌肉紧张、疼痛(尤以颈、背部明显)、眩晕、感觉异常等。

(2) 客观表现:主要是交感神经兴奋症状,如面色苍白、表情紧张、多动、声音颤抖及血压升高、心率加快、多汗、瞳孔散大、尿频等。

2. 心理表现

(1) 主观表现:抑郁、恐惧、神经质、控制力差、紧张不易放松。

(2) 客观表现:易激动、哭泣、抱怨、退缩、缺乏耐性和主动性。

3. 认知障碍 注意力不集中、思维混乱、健忘、不能面对现实。

【相关因素】

1. 病理生理因素 基本生理需要(空气、水、食物、休息、性、活动、排泄、避免疼痛)得不到满足的各种病理因素。

2. 治疗因素 创伤性检查、治疗手段对躯体的威胁;住院、隔离等生活环境改变的威胁。

3. 情境因素 自我概念、自尊受到威胁;死亡、离别威胁;搬家、退休、环境污染使安全受到威胁;角色功能和角色转换的威胁(晋升、失业、调换工作、降级)等。

4. 年龄因素 儿童与父母离别、学习压力、与伙伴关系、残疾等。老年人躯体功能下降、退休、经济拮据等。

三十、恐惧

【定义】 个体对明确刺激因素产生的恐惧感。

【诊断依据】

1. 主要依据 有害怕、不安的感觉;有逃避行为、有集中注意威胁物行为。

2. 次要依据 有攻击和退缩行为,有心身反应如心脏搏动、呼吸增快,血压升高,皮肤苍白或潮红、出汗,瞳孔散大,恶心、呕吐,大小便失禁,失眠,晕厥等。

【相关因素】

1. 病理生理因素 躯体功能丧失;结构丧失;急性传染病等。

2. 治疗因素 创伤性检查、治疗;手术、疼痛等刺激因素。

3. 情境因素 因陌生环境、陌生人、失去亲人、事业失败、知识缺乏引起恐惧。

4. 年龄因素 儿童对黑暗、陌生的人和环境害怕。成年人对婚姻、妊娠、竞争压力害怕。老年人对孤独、躯体功能丧失害怕。

（文安华）

综合练习题

一、名词解释

1. 护理程序　2. 护理评估　3. 护理诊断　4. 护理目标　5. 主观资料　6. 客观资料　7. 护理评价

二、填空题

1. 护理程序是由________、________、________、________和________5个步骤组成。

2. 资料的收集主要来源于________。

3. 护理诊断是由名称、________、________和________四部分组成。

4. 护理目标根据所需时间长短可分为________和________。

5. P、E、S分别指的是________、________、________。

6. 根据护理问题的轻重缓急将护理问题分为________、________和________。

三、选择题

A1型题

1. 有关“护理程序”概念的解释，哪项不妥
A. 是指导护士工作及解决问题的工作方法
B. 其目标是增进或恢复服务对象的健康
C. 是以系统论为理论框架
D. 是有计划、有决策与反馈功能的过程
E. 是由估计、诊断、计划、实施4个步骤组成

2. 下列收集的资料，哪项属于客观资料
A. 我的头疼　B. 咽部充血　C. 感到头晕
D. 睡眠不好，多梦　E. 感到恶心

3. 属于护理程序评估阶段的内容是
A. 收集分析资料　B. 确定预期目标　C. 制定护理计划
D. 实施护理措施　E. 评价护理效果

4. 护士记录患者资料不符合要求的是
A. 收集资料后需及时记录　B. 描述资料的词语应确切
C. 内容要正确反映患者的问题　D. 客观资料应尽量用患者的语言
E. 避免护士的主观判断和结论

5. 不属于客观资料的是
A. 水肿　B. 肝肿大　C. 疼痛剧烈
D. 体重68 kg　E. 左房室瓣(二尖瓣)杂音

6. 护士对患者进行评估时，不属于资料来源的是
A. 患者　B. 病历　C. 患者家属

D. 护士的判断　　　　　　E. 其他医务人员

7. 除下列哪项外，均是采用观察法收集的资料

A. 测量患者的体温　　　　B. 听右下肺有无湿啰音　　　C. 触摸皮肤温度、湿度

D. 阅读患者查体记录　　　E. 查看患者尿液的颜色与性状

8. 在护理诊断的陈述中，字母E代表

A. 诊断名称　　　　　　　B. 相关因素　　　　　　　　C. 实验室检查

D. 诊断依据　　　　　　　E. 临床表现

9. 关于合作性问题，哪项叙述是错误的

A. 合作性问题常指一些病理生理并发症

B. 合作性问题是要通过医嘱和护理措施共同处理的

C. 对于合作性问题，护士的任务主要是提供监测

D. 并非所有的并发症都是合作性问题

E. 合作性问题是一种特殊的疾病诊断

10. 有关护理诊断和医疗诊断，下列叙述哪项是错误的

A. 护理诊断随病情变化而变化

B. 医疗诊断描述的是一种疾病

C. 护理诊断描述的是个体对健康问题的反应

D. 医疗诊断在疾病的发展过程中是相对稳定的

E. 护理诊断的决策者是护理人员也可以是医生

11. 下列不属于护理诊断的是

A. 潜在并发症：出血　　　　　　B. 体温过高：与肺部感染有关

C. 有受伤的危险：与头晕有关系　D. 便秘：与进食粗纤维食物少有关

E. 知识缺乏：缺乏冠心病居家自我护理的知识

12. 陈述护理诊断不正确的是

A. 热量摄入减少：与营养失调有关　B. 有感染的危险：与白细胞减少有关

C. 焦虑：与健康受到威胁有关　　　D. 疼痛：与心肌缺氧有关

E. 母乳喂养有效

13. 下列哪项不符合护理诊断书写要求

A. 诊断明确，书写规范

B. 一项护理诊断可针对患者的多个健康问题

C. 护理诊断应贯彻整体护理观点

D. 护理诊断必须具有客观依据

E. 护理诊断应能指出护理方向

14. 护理诊断指出护理方向，有利于

A. 收集客观资料　　　　　B. 制定护理措施　　　　　C. 实施护理措施

D. 进行护理评估　　　　　E. 修改护理计划

15. 下列哪项不是护理诊断

A. 完全性尿失禁　　　　　B. 营养失调　　　　　　　C. 体液不足

D. 体温过高　　　　　　　E. 急性胃肠炎

16. 下列哪项不符合制定护理措施的要求
A. 护理措施应围绕预期目标而设计　B. 护理措施可以根据患者的情况制定
C. 护理措施要与护士人数相适应　D. 护理措施制定允许患者及家属参与
E. 护理措施要符合实际,患者能够做到
17. 属于护理程序计划阶段内容的是
A. 分析资料　B. 提出护理诊断　C. 确定护理目标
D. 实施护理措施　E. 评价患者反应
18. 有关护理目标的叙述哪项不正确
A. 一个目标只针对一个护理诊断　B. 制定的目标应切实可行
C. 目标的主语可以是患者也可以是护士　D. 目标应具体、可测量
E. 目标是护理的结果而不是护理的过程
19. 以下对护理目标的描述,正确的是
A. 住院期间患者便秘得到改善　B. 3 日内护士应解除患者便秘
C. 住院期间患者大便正常　D. 3 日内患者的习惯性便秘得到纠正
E. 住院期间应使患者保持大便通畅
20. 属于独立性护理措施的是
A. 持续低浓度低流量吸氧　B. 地西泮 2.5 mg,每晚 1 次　C. 胸腔穿刺术护理
D. 更换卧位,每 2 h 1 次　E. 立即大量不保留灌肠
21. 下列有关护理诊断的描述,正确的是
A. 一个患者只能有一个首优的护理诊断
B. 护士可参照马斯洛的需要层次论进行排序
C. 首优的护理诊断解决之后再解决中优问题
D. 现存的护理诊断应排在"有……危险"的护理诊断之前
E. 对于某个患者来说,护理诊断的先后次序常常是固定不变的
22. 以下哪项不属于护士的职业角色功能
A. 提供护理的角色　B. 教师的角色　C. 母亲的角色
D. 管理协调者的角色　E. 科研的角色
23. 以下哪项不属于护理程序的评价内容
A. 护理目标实现与否　B. 护理目标未实现的原因　C. 有无新的健康问题
D. 修订诊断目标和措施　E. 护理诊断是否正确
24. 出院护理的"卫生指导",下列哪项概念的陈述不妥
A. 单纯普及卫生常识　B. 包括饮食指导　C. 包括休息指导
D. 包括复诊指导　E. 必要时给予功能锻炼指导

A2 型题

25. 黄先生,72 岁,昏迷。评估确认患者存在以下护理问题,你认为应优先解决的问题是
A. 便秘　B. 语言沟通障碍　C. 清理呼吸道无效
D. 皮肤完整性受损　E. 营养失调:低于机体需要量
26. 王某,女性,28 岁,因结肠癌进行结肠造口术,生活自理能力差,责任护士在其护理

过程中下列哪项不妥

A. 对患者进行计划有目的的护理

B. 对患者实施 24 h 连续的整体护理

C. 指导患者进行造口护理，发挥其积极性

D. 责任护士不在班，将连续的工作进行交班

E. 指导家属参与一定的护理活动

27. 刘女士，44 岁。呕吐、腹痛，每天黏液便 4～5 次，不思饮食，患者神疲懒言。检查：体温 38℃，皮肤干燥无光泽，住院后护士嘱患者卧床休息，给予补液、抗炎处理。请问下列哪项是正确的护理诊断

A. 营养不良　　B. 痢疾　　C. 腹泻

D. 恐惧　　E. 急性胃肠炎

28. 李某，女性，16 岁。因患急性心肌炎入院，护士对其进行评估收集资料，其中属于主观资料的是

A. 心动过速、发热　　B. 感觉心悸、发热

C. 心悸、疲乏、浑身不适　　D. 气促、心动过速、发热

E. 气促、感觉心悸、心率快

29. 余女士，30 岁。腹痛、腹泻，每日水样便 6～7 次，患者神疲懒言。检查：体温 38℃。下列护理诊断应排在首位的是

A. 焦虑　　B. 体温过高　　C. 有体液不足的危险

D. 营养失调　　E. 体液不足

30. 患者李某，因急性胃肠炎入院。护理观察发现患者每日排便次数达 5 次，粪便成水样便，听诊肠鸣音亢进。对此情况的护理目标正确的陈述是

A. 禁食 24 h　　B. 给予口服止泻剂 3 次/天

C. 2 日后排便次数减少为 1～2 次/天　　D. 卧床休息 3 d

E. 了解急性胃肠炎发生的机制

31. 黄护士与糖尿病患者及家属共同研究患者出院以后的饮食安排，这时张护士的角色是

A. 策划者　　B. 教育者　　C. 帮助者

D. 治疗者　　E. 咨询者

A3 型题

(32～34 题共用题干)刘某，女性，32 岁，因卵巢肿瘤住院手术，整日愁眉不展，不思饮食，护士通过交谈，为患者进行心理护理。

32. 为交谈作准备，收集资料，以下哪项不需收集

A. 家人对患者的态度　　B. 家人对工作的态度　　C. 患者对疾病的认识

D. 患者的文化背景　　E. 家庭经济状况

33. 交谈开始，护士用下列哪一种提问较合适

A. 看来您有心事，能与我谈谈吗　　B. 您知道患什么病吗

C. 您为什么经常流泪　　D. 您情绪不好，是害怕手术吗

E. 您近来心情不愉快，是吗

34. 交谈过程中，刘某因对病情担忧而伤心地哭泣，此时护士应采取何种沟通方式以表示对患者的尊重和理解

A. 目光注视患者　　B. 暂离开，让患者情绪平静

C. 安慰患者，阻止其悲伤　　D. 鼓励患者尽快说出悲伤的其他原因

E. 陪伴患者，沉默片刻

(35～37 题共用题干)刘某，男性，58 岁，公务员。心绞痛病史 5 年，由于近日过度劳累，夜间突感胸骨后压榨性疼痛，口含硝酸甘油和速效救心丸疼痛不缓解，伴恶心、呕吐，大汗淋漓，遂被急送医院就诊。急诊医生以急性心肌梗死收住院。

35. 以下哪项不属于客观资料

A. 痛苦面容　　B. 被迫体位

C. 因亲属丧生，精神痛苦压抑　　D. 血压 150/90 mmHg

E. ST 段弓背向上抬高

36. 以下哪项不是正确的护理诊断

A. 心绞痛　　B. 自理缺陷　　C. 活动无耐力

D. 恐惧　　E. 心输出量减少

37. 以下哪项是针对"活动无耐力"这一护理诊断制定的护理目标

A. 患者卧床期间生活需要得到满足

B. 患者恢复到原来的日常生活自理能力

C. 患者能运用有效方法缓解疼痛

D. 患者活动时不出现心律失常和缺氧表现

E. 患者的生命体征在正常范围

X 型题

38. 下列关于护理程序特性的描述，正确的是

A. 护理程序针对的对象只能是个体

B. 护理程序可适用于医院、家庭和社区

C. 护理程序的 5 个步骤执行一遍即可停止

D. 护理程序的运用需要护士具备多学科的知识

E. 使用护理程序的目的是为了给患者提供高质量的护理

39 下列属于客观资料的选项是

A. 患者的感受　　B. 实验室检查结果

C. 身体评估得到的资料　　D. 护士用眼睛观察到的资料

E. 护士用触觉得到的资料

40. 护士收集资料时可选用的方法包括

A. 与患者交谈　　B. 与家属沟通　　C. 用感官观察

D. 进行身体评估　　E. 查阅实验室检查的结果

41. 下列有关护理诊断排序原则的描述，正确的是

A. 一个患者首优的护理诊断可以有多个

B. "潜在并发症"无须排在首优问题中

C. 护士可参照马斯洛的需要层次论进行排序

D. 必须先解决首优问题，然后再解决中优问题
E. 护理诊断的先后次序常随患者病情的改变而发生变化

42. 护理诊断常用的陈述包括
A. PES公式　B. PE公式　C. SE公式
D. PS公式　E. EP公式

43. 下列有关“评价”的描述，正确的是
A. 评价是护理程序中最后实施的一步
B. 进入评价阶段即意味护理程序的结束
C. 通过评价可发现新问题，作出新诊断和新计划
D. 通过评价可对以往的护理计划进行相应的修改
E. 评价是将患者的健康状态与预定目标进行比较并作出判断的过程

44. 护理目标的陈述方式包括
A. 主语　B. 谓语　C. 行为标准
D. 时间状语　E. 条件状语

45. 陈述护理目标应注意的问题
A. 针对性强，具体可测量　B. 切实可行，属护理工作范畴
C. 主语应为护理对象　D. 是护理活动的结果
E. 与医疗工作相协调

46. 护理程序实施的方法
A. 分管护士直接为患者提供护理　B. 护士与其他医务人员合作
C. 教育指导患者和家属共同参与　D. 在科主任指导下实施
E. 有护理部指导下实施

47. 护理诊断的名称可分为哪几类
A. 过去的　B. 现存的　C. 潜在的
D. 可能的　E. 健康的

48. 以下属于患者的一般资料是
A. 民族　B. 身高　C. 职业
D. 个人爱好　E. 患病史

四、简答题

1. 简述护理程序的步骤。
2. 比较护理诊断与医疗诊断的区别。
3. 简述书写护理诊断的注意事项。
4. 制定护理目标时应注意哪些事项？
5. 制定护理措施应注意哪些事项？

（文安华）

第五章 护理伦理

学习目标

1. 说出护理伦理学的涵义、研究对象和内容。
2. 讲解护理道德的基本原则、规范与范畴。
3. 分别陈述患者和护士的权利和义务。
4. 讨论护理道德的自我修养。
5. 能够结合临床护理实例进行护理伦理分析。

伦理学是一门古老常新、博大精深的学科。护理伦理学是伦理学的分支，是伦理学的原理在护理工作中的具体运用。它有其特定的研究对象和丰富的研究内容，并与相关学科互相渗透、互相影响，既有联系，又有区别。护理工作关系到人的生老病死，因而护理人员的职业道德行为越来越受到广大人民群众的极大关注。护士必须重视和加强护理道德的学习和修养，不断提高护理道德水准，更好地为患者服务。

第一节　护理伦理学的概述

一、护理伦理学的涵义

护理伦理学是研究护理道德的科学，是运用一般伦理学原理和道德原则来解决和调整护理实践中人与人之间相互关系的一门学科，是由护理学与伦理学相结合而形成的一门边缘学科。

护理实践活动与护理道德相伴而生，共同发展，两者都是以维护和增进人类健康为目的。护理伦理学的原理、概念等来源于护理实践，并在实践中得以发展，受到检验。护理伦理学必须运用到护理实践中去才能获得生机和活力。护理伦理学一旦为护理人员所掌握，将会促使其行为转变为自觉的行为、道德的行为，从而把护理人员造就成为高尚纯洁的、脱离低级趣味的、有益于人民的人。

二、护理伦理学研究的对象

护理伦理学的研究对象是由医学领域和护理实践中的特殊人际关系所决定的。概括起来有以下几个方面：

（一）护理人员与患者的关系

护理人员与患者的关系在护理伦理学研究对象中是最基本、最首要、最核心的关系。这种关系是否密切、和谐，直接关系到护理质量的高低和服务对象的健康。护理伦理学认为护理人员与患者的关系应该是互相配合、互相协调、亲切友善的关系。

（二）护理人员与其他医务人员的关系

护理人员与其他医务人员的关系是护理伦理学研究的重要对象。现代医疗活动是任何个人都不可能独立完成的。在护理工作中，护士与其他医务人员（医生、医技人员、医院行政管理人员、后勤人员）之间联系广泛、紧密，彼此间能否相互信任、尊重、支持和协作，直接影响护理工作的开展，直接关系到医护人员整体力量的发挥和医护工作质量的提高。其中医护关系尤为重要，它直接影响医、护、患三者良好关系的确立。

（三）护理人员与医学科研的关系

护理工作者既是护理实际工作的操作者，又是科研工作者，有参与医学科研的权利和责任。随着护理学科的发展和医学高新技术在临床上的广泛应用，现代医学中出现了许多伦理问题，如优生优育、安乐死、人体试验等。这些问题需要护理人员与医生共同探讨研究。因此，护理人员在科研活动中，必须遵循实事求是的工作作风和对人民健康负责的精神这一基本的道德准则。

（四）护理人员与社会的关系

护理活动本身是一种社会实践活动。由于护理领域的拓宽，护理工作已走出医院，走向社会，进入社区，护士所要履行的社会义务将越来越多，与社会联系更为紧密。在护理实践中对许多问题的处理不仅要考虑某个患者的需要或局部利益，同时要想到他人利益和社会公益。诸如计划生育、卫生资源的分配等问题，如果不考虑国家、社会的公益，就难以确定护理行为的道德性。因此，这一关系也必然成为护理伦理学的研究对象。

三、护理伦理学研究的内容

（一）护理道德的基本理论

包括护理道德的产生、发展及其规律；护理道德的本质、特点及其社会作用；护理道德的理论基础。

（二）护理道德的基本原则、范畴和规范

(1) 护理人员的基本道德规范和要求。

(2) 护际关系中的道德规范和要求。

(3) 护理管理和护理改革中的道德规范和要求。

(4) 各个不同领域（医疗、预防、保健、护理科研、计划生育等）和不同学科（如内科、外科、妇产科、儿科、脑外科、中医科等）的具体道德规范。

(5) 生命伦理中的特殊护理道德规范等。

（三）护理道德的基本实践

包括护理道德评价、护理道德教育、护理道德修养。

护理伦理学是一门发展中的科学，随着人类实践和认识的提高，护理伦理学研究的内容必将不断丰富。

第二节　护理道德的基本原则、规范与范畴

护理道德的基本原则、规范与范畴在护理伦理学中占有重要的地位，是护理伦理学的核心内容。其基本原则、规范是护理人员在履行职责中必须遵循的基本原则和行为规范。其

范畴是护理人员在护理活动中对护理道德现象的总结和概括。学习掌握这些内容，对于培养护理人员的道德品质、提高护理质量、协调医护领域内各种人际关系，为护理实践中伦理道德问题的解决提供理论指导。

一、护理道德的基本原则

原则是指人们观察问题和处理问题的标准或准绳。护理道德的基本原则是护理道德规范体系中的核心部分，是制定护理道德规范和解决护理实践中伦理问题的根本原则。在1981年全国第一次医德学术会议上确立了我国社会主义医学道德的基本原则，即“救死扶伤，防病治病，实行社会主义人道主义，全心全意为人民的健康服务”。这既是医德的基本原则，也是我国护理道德的基本原则。在实际工作中，护理道德的基本原则应遵循以下几点：

（一）自主原则

自主原则强调每个人都有不受外界干扰，自由地选择自己行为的权利。而自主原则的实质是对人的尊重。医疗护理活动中的“自主原则”则是指在医疗护理活动中，医护人员在给患者施行各种检查、治疗或手术之前，应先将预期的目的、益处、可能的后果及替代方法告知患者，并征得其同意。

一个人是否可以自由地行使其自主权，必须以其精神状态成熟而且健全为前提，所以自主原则并不适用于所有患者。当患者无自主能力时，就不应让其行使自主权，如婴幼儿、严重智障者、昏迷患者、丧失理性的某些精神患者。此外，患者的其他行为，如安乐死、拒绝治疗的权利等，虽然也是尊重患者的自主权的表现，但由于目前法律上仍存在争议，因此护理人员在工作中还需谨慎地处理。

（二）不伤害原则

不伤害原则指不要做有害于服务对象身心的事。其中包括不做伤害患者的事，还包括不将他人置于会受伤害的危险情况中。但此原则并非绝对的伦理原则。在临床护理实践活动中，有时无法避免地会给患者的身体或心灵造成伤害。护理人员应权衡对患者的利害关系后再做决策。如医疗上必须的侵入性检查会引起的患者身体上的疼痛不适；放射治疗或化学治疗会对患者的免疫系统造成抑制等。但分析其目的是为了让患者从中获得较多益处或预防更大的伤害，这从伦理的角度思考是应该被允许、可接受的行为。

不伤害原则在医学领域行之已久。它虽然不是绝对的原则，但并不表示可以对此原则加以忽视。相反护理人员在执行医护工作中，更应运用专业知识技能，仔细评估，审慎考虑，谨慎行事，一定要尊重患者的意愿，选择最恰当的方法，为患者争取最大的利益，从而预防可避免的伤害，或将伤害降到最低，尽到护理人员“不伤害”的职责，为患者提供安全适当的服务。

（三）行善原则

行善原则是指护理人员应帮助患者，履行仁慈、善良或对患者有利的德行。社会大众将护理人员誉为“白衣天使”，是美丽与爱心的象征。行善原则不仅是护理伦理学中照顾患者的基本伦理原则，也是护理人员对患者的主要义务。行善的最终目的是使患者获益。此原则包括不应该施加伤害，应预防伤害、去除伤害或受伤害的危险，以及多做善事。强调一切为患者的利益着想、避免或消除对服务的伤害是护士最主要的职责之一。在任何一个护理操作中都应把患者的痛苦降低到最小程度，如护理人员定期给予昏迷患者翻身以预防压疮产生，帮助经济有困难的患者寻求社会帮助。

（四）公平原则

公平的实质是公正。面对各种不同种族、肤色、年龄、职业、社会地位、经济状况、文化水平的人，都要给予公正的护理，一视同仁，平等对待。医疗资源的公正合理分配问题是公正原则的前提，采取“平等”、“先来先服务”、“重症与急症优先”的原则为患者服务。

在商品经济社会中，护理人员在工作实践中面临的伦理道德问题比以前复杂得多。为更好地开展工作，提高医疗护理水平，护理人员必须熟练运用以上四条护理道德的基本伦理原则，全面考虑各种伦理关系，从而选择最符合患者利益的护理行为。

二、护理道德的规范

规范是指约定俗成或明文规定的标准。护理道德规范是依据一定的护理道德理论和原则制定的，用以调整护理工作中的各种人际关系，评价护理行为的善恶，是护理道德原则的具体体现和补充，其基本内容如下：

（一）护理道德的基本规范

1. 爱岗敬业，自尊自强　著名相对论创始人爱因斯坦曾讲过“热爱是最好的老师”，“事业取得成功的钥匙是兴趣和热爱”。南丁格尔女士之所以成为世界妇女的典范，与她热爱护理工作和对护理事业的执着追求是分不开的。热爱护理专业是护士应有的首要的道德品质，是做好护理工作的动力和信念。平时要注意整体素质的培养，努力做到自尊、自强、自爱、自重，懂得维护自己的职业尊严和人格权利，以自身良好的行为规范和素质体现护理事业的平凡与崇高。

2. 尊重患者，一视同仁　尊重患者，一视同仁是建立良好的护患关系的前提与基础，也是护士最基本的道德品质。美国心理学家马斯洛的需要层次论指出，自尊与被尊重是人的基本需求之一。患者承受病痛的折磨，更需要得到别人的尊重与关心。因此，护士在为他们提供护理服务时，充分尊重其人格和权力，应以平等的态度，急患者之所急，想患者之所想，给患者以安慰和帮助。

3. 钻研业务，精益求精　钻研业务，精益求精是护理工作的需要，也是对患者承担的一种道德责任。一名合格的护士不仅需要对护理事业倾注爱心，而且应具有强烈的求知欲望和刻苦钻研的精神。要掌握扎实的护理理论和精湛的护理技术，高尚的护理道德从护理效果和护理质量的提高中得到体现。同时面对现代科学技术日新月异，护理知识和技术发展突飞猛进的知识经济时代，只有不断更新知识，勤学不缀，才能更好地适应现代护理的要求。

4. 仪表端庄，语言规范　护士的语言和行为是实现护理道德规范的主要途径。在护理工作中，护士的一言一行都会影响患者的心理。希波克拉底说过：“医生有两种东西能治病，一是药物，二是语言。”因此，护士应做到举止端庄稳重，语言文明亲切，表现出良好的职业形象，才能让患者充分信任并感到安全。

5. 廉洁奉公，遵纪守法　护理人员在为患者提供护理服务时应做到正直廉洁，不徇私情，不谋私利。如要如实记录患者住院期间使用的药品及医疗用品的数量，绝不可多记、错记、巧立名目乱记。护士以维护患者利益和安全为己任，是非分明。对于有损患者合法利益的不道德行为、失职甚至违法行为，要勇于主持公道、予以制止。

6. 互尊互助，团结协作　团结协作是医疗活动的集体性和协作性所规定的，是调整医务人员相互关系的道德规范。护理工作与临床、检验、药房、后勤等科室各具专业职能和社会职能，彼此之间既有分工又有合作，联系紧密。因此，护士必须树立整体观念，在一切有益于患者利益的前提下，顾全大局，互相理解，互相支持。同时为了防止差错事故的发生，护士和其他医务人员之间还应互相监督，及时提醒，保证患者得到最优质的护理服务，使医疗护理工作和谐一致地顺利进行。

（二）特殊护理道德规范要求

特殊患者往往病情特殊、症状复杂、意外情况多且心理波动大，增加了护理和管理的难度及工作量，因而对护理人员提出了更高的道德要求。

1. 老年患者的护理道德　1982年联合国第37届会议批准了老龄问题世界大会提出的“老龄问题国际行动计划”：规定60岁和60岁以上的老年人口占总人口的10%或65岁以上的老年人口占总人口的7%，称“老年型国家”。我国人口已进入老龄化。老年人在过去为社会做出了巨大贡献，在晚年也仍以新的方式创造价值，因此他们应得到最佳的医疗保健服务。

人的衰老是一个自然的生理过程，老年人由于器官组织功能结构的变化和衰退，疾病增多，同时从心理角度看，老年患者个性差异大，有时不合作，易激惹，这都给护理工作带来一定难度，更需要护理人员有良好的道德风尚。因此，对于老年患者的护理道德要求做到“四心”：

（1）专心：老年患者由于全身各器官逐渐衰退，感觉迟钝，常会掩盖病情。护理老年患者必须专心致志，注意患者的症状体征的不典型性，处处为患者的安全舒适着想。

（2）耐心：老年患者由于文化水平的限制、听力障碍、视力障碍、思维和运动障碍等，阻碍了与他人交流。护理人员必须不厌其烦地用通俗易懂的语言，甚至加以形象的手势和动作，帮助老年患者理解意思，或通过家属转述询问，对识字的老年患者还可以笔谈。

（3）恒心：老年慢性疾患不仅疗程长，而且反复多。护士始终要以深切的同情心和社会主义的人道主义精神，悉心护理，精心照料，使患者安心治疗。

（4）虚心：老年患者阅历丰富，自尊心强，要求严格。护士应虚心诚恳地听取患者的意见，谦逊和蔼地同患者交谈，同时要尊重老年患者的自主权，在其认知功能正常，能做出正确判断的前提下，遵从患者的意见。

2. 精神病患者的护理道德　精神病患者病因复杂，症状特殊，缺乏自知和自控力。因此，精神科工作的护理人员除履行一般的道德义务外，还要遵循精神病诊治护理中的特殊道德要求。1977年通过的《夏威夷宣言》中明确规定了对待精神病患者的国际伦理原则。

（1）尊重患者：在很长一段时间里，精神病患者遭受着非人的待遇，不能维护自己的生命和健康。作为护理人员应该尽力维护患者的生命和健康的权利。精神病患者作为人，也有自己的意志和选择，我们强调在不损害他人和患者自身的前提下尊重患者的意志和选择。

（2）保守秘密：在精神科工作中为患者保守秘密显得尤为重要。由于诊疗护理的需要，关于患者的社会、家庭、家族状况、个人生活经历、兴趣爱好、婚姻状况及患病后的各种病态观念和行为等情况都要记入病历之中，其中有些涉及到患者的隐私，护理人员要严守秘密。此外，护理人员应避免在患者面前谈论自己的个人情况，以避免引起不必要的麻烦。

（3）追求慎独：慎独表现在护理工作的每一个细小环节中。由于精神病患者思维和情感紊乱，不能正确反映客观事务，因此对护理人员的工作不能给予恰当的评价。护理人员不能为此而少做或不做工作，放松对自己的要求。每一名护士都应该自觉地以慎独的精神来要求自己，认真做好本职工作，主动关心患者，凭自己的道德良心和责任感做事。

(4) 忠诚美德：作为精神科的护理人员应该不顾及社会上的偏见，忠于专业，忠于患者。在与患者的接触中，护士要学会克制自己的内心情感，不与患者争吵，在任何情况下都要能够保持心境的平稳，保证不受患者情绪和行为的干扰。精神病患者受病态观念的支配，有时对护理人员可能会产生冲动行为，做出各种不合情理的事情，此时护理人员应该严格要求自己，克制忍让，忍辱负重，绝不允许采取“以牙还牙”或采取不正当的“治疗”手段惩罚报复患者，绝不能做违反道德原则和法律的事情。

(5) 严谨作风：精神因素常常是精神疾病发病的原因，又是治疗精神疾病的重要手段，因此精神科护士在思想作风、语言态度上更要审慎适度。精神病患者常有人格障碍、伦理紊乱、道德沦丧等病理表现，所以在治疗中护士一定要用高尚的情操、美好的心灵、和蔼的面容、端庄的态度和文明的语言，去感染说服患者。在日常工作中，护理人员要坚持科学的态度和严谨的作风，实施每一项生活护理和技术操作。同时，对于患者的财务要注意妥善保管，不能损害患者的利益。

(6) 确保安全：包括3个方面的内容：一是加强病房内环境管理，注意整洁舒适，创造家庭氛围，使患者有安全感；二是认真落实安全制度，严加防范；三是护理人员要有敏锐的观察力、审慎的思考力、认真负责的工作态度、准确无误的护理行为，这既是避免发生差错，保证患者安全的关键，也是护理道德和责任心的具体表现。

3. *计划生育的护理道德*　计划生育是我国的基本国策，其目的是控制人口的数量，提高人口的质量，使人口的发展与社会的发展相适应，是一项利国、利民、利己，也利于后代的道德行为。

在相当长的历史时期，生命神圣论是普遍存在的一种生命伦理观念，它认为生命是神圣的，保存、延长生命是道德的。这种观点在人类社会的早期，尤其是促进人类生存和延续，以及医学科学的发展上曾起到了极其重要的作用。但在现代社会中其不足之处日益呈现。它偏重人口数量而不顾人口质量，导致人口膨胀和人口素质下降。生命质量论则主张以生命的优劣来确定生命存在有无必要。生命质量论中重要的问题之一，就是确定生命的标准，也就是要确认生命从何时开始。目前在我国，多数学者普遍认可的看法是胎儿脱离母体并能成活才算是生命的开始。这种观点有利于计划生育政策的开展。计划生育手段包括避孕、绝育、人工流产等，不可避免地要涉及生命观的伦理问题。因此，在计划生育中护士的道德要求有以下几点：

(1) 忠诚：忠诚于全社会利益，通过各种形式积极宣传计划生育和优生晚育的意义和措施，认真做好业务工作，诸如产前检查和诊断，对有问题的及时采取终止妊娠措施，避免劣婴儿出生等。

(2) 关心：做好围生期保健，保护孕妇和婴儿的利益和权利。做好分娩监护，坚持新法接生，保护女婴和生女婴的母亲。尊重避孕和绝育手术患者的意见，并进行科学指导。人工流产要尽量选择在早期，减少中期，避免晚期，保证安全健康，减轻痛苦。

(3) 严肃：计划生育技术是在健康人体上进行的，因此比一般医疗护理工作具有更高的要求，要严格掌握禁忌证和适应证，严格执行无菌操作和手术常规，尽量减少患者的痛苦和并发症、后遗症，坚决杜绝医疗护理事故的发生。

(4) 精细：计划生育选择手段要精细，力求最佳方式。根据术者具体情况权衡比较，尽可能选择影响较小的施术方式，使术者健康无损。同时要精心研究技术，使节育和绝育技术朝着更安全可靠、简便无痛的方向发展，使人口和生育问题的先进思想和新的伦理道德观念更快地为更多的人所接受。

4. 人体实验的护理道德　人体实验是医学研究的重要组成部分，也是医学发展的关键。一项研究在进行了基础理论研究和动物实验后，由于动物与人之间的差异性，还要进行人体实验，经证实无害且有益于某种疾病，才能常规进入临床应用。人体实验是直接以人体作受试对象，用人为的实验手段，有控制地对受试者进行观察和研究，以判断假说的真理性的行为过程。人体实验的道德原则和要求有以下几点：

(1) 知情同意的原则：人体实验必须取得受试者及其家属的同意。实验前应当让受试者明确实验的目的、意义、方法、预期效果、应急措施等，在征得同意后，双方签订实验合同。但在实验的任何阶段，受试者有权提出中止，研究人员不得阻止，并不能影响其日后的治疗和护理。

(2) 维护受试者利益的原则：人体实验必须维护受试者的利益，使其免受身心、社会各方面的伤害。实验必须在具有相当学术水平和经验的医务人员亲自监督指导下进行，尽量避免实验的盲目性和不科学性，并充分估计出现可能的问题，准备好补救措施。

(3) 有利于护理学科发展的原则：护理人员进行科研的目的是为了改善医疗护理的质量和维护、促进人类的健康以及增进护理学的发展，凡是违背这个原则的任何人体实验都是不道德的。

(4) 科学原则：人体实验必须符合科学原理，先期要有充分的动物实验，证明实验方法符合科学原则，效果良好，无危害性方可进行人体实验。

相关阅读

何谓“安乐死”

“安乐死”一词来源于希腊语，意为无痛苦、幸福的死亡。我国学者对“安乐死”的定义是：患不治之症的患者在垂危状态下，由于精神和躯体的极端痛苦，在患者和亲友的要求下，经过医生认可，用人为的方法使患者在无痛苦状态中结束生命过程。

安乐死的最终结果是结束人的生命，究竟该不该实施就成为了世界讨论的热点。因此，“安乐死”是否道德就成为生命伦理学讨论的重要课题。目前对“安乐死”的伦理分析主要有3种看法：

(1) 支持者主要从人权及生命质量与价值的观点出发认为：当死亡不可避免时，通过安乐死结束患者痛苦是一种人道的选择，每个人都有生及死的权利；实施安乐死可将有限的资源合理应用，是一种公益选择，是人的一种有尊严的死亡方式；安乐死的推广是社会文明进步的标志，是人们重视自己的生命质量及价值的体现。

(2) 反对者主要从生命神圣论及人道主义观点出发认为：生命是神圣的，任何人都有生的权利，安乐死是违背人道原则的；安乐死是一种慈善杀人，医务工作者的职责是救死扶伤，变相杀人的安乐死是为职业道德所不容的；安乐死对现在不可救治的疾病不去争取及攻克，势必会影响生命科学及医学科学的发展，同时也可能是患者错失病情可能改善的机会。

(3) 持区别对待的观点者认为：对那些确已患绝症，要自愿结束自己痛苦的生命者，可实施安乐死；有些病患无治愈的希望，但患者愿意痛苦的活着，有强烈的求生欲望，不应实施安乐死；对自愿的安乐死要采取慎重的态度，要有充分的证据。

安乐死问题是一个涉及社会意识、文化背景、政治、经济、法律、科学发展及风俗习惯等诸多方面的问题。1993年，荷兰通过了“没有希望治愈的患者有权要求结束自己生命”的法案，成为世界上第一个通过“安乐死”立法的国家。安乐死在我国实施仍面临许多难题，如封建礼教的影响，无相应立法，安乐死在道德是非上仍有模糊性。安乐死在我国的实施，有待于上述问题的解决。

三、护理道德的范畴

范畴是指人们的思维对客观世界的特性和关系的一般概括，是反映客观事务普遍联系和发展规律的基本概念。护理道德范畴是道德规范在护理活动中的具体运用，是护理道德现象的总结和概括。护理道德的范畴包括：权利、义务、情感、良心、审慎、荣誉、幸福等，它们受护理道德基本原则和规范的制约，同时也是护理道德原则和规范的必要补充。

（一）权利

权利是法学的一个基本概念，是指人们在法规和道德允许的范围内应该享受的利益。护理道德范畴中的权利包括患者和医护人员双方的权利。

1. *患者的权利*　患者的权利是指患者在患病期间应有的权力和必须保障的利益。以前患者只是听命于医生和护士，很少考虑自己的权利。20世纪70年代以来，一些国家对患者的权利进行了较多的研究，并采取了一系列保证患者权利的措施。强调患者权利的目的在于保护患者的合法权益，促使医护人员更好地履行自己的职责。国际约定和我国法律法规规定，患者的权利主要包括下列内容：

（1）平等的医疗护理权：1948年联合国《人权普遍宣言》：每个人有权使生活达到一定水准，保证自己及家庭的健康和幸福，包括食物、衣着、住所、医疗和必要的社会服务。WHO也提到“2000年人人享有卫生保健”。患者最基本的权利就是有权获得良好的医疗诊治。患者平等的医疗护理权是要求不分种族、肤色、阶级、男女、老幼、智力、政治与经济地位如何，尤其是对有严重缺陷、残疾者以及性病、艾滋病患者，更应当注意保护。患者有权受到礼貌周到、耐心细致、合理连续的诊治。任何医务人员不得以任何借口拒绝或推诿患者正当就医要求。

（2）知情同意权：在医疗护理过程中，患者有权了解有关诊断、治疗、处置及病情预后等确切内容和结果，并有权要求医护人员对此做出通俗易懂的解释。从医疗角度不宜相告的或当时尚未明确诊断的，应向其家属解释。当然接受治疗本身就是对患者的一种承诺，医生无须事事征求患者意见，只有在接受对人体有重大伤害的治疗措施（如剖腹、开胸、开颅时）或采用有重大危险的治疗措施（如剧毒药、麻醉药物）以及危险性大的检查措施（如心包穿刺、肝穿、腰穿、造影等）和接受试验性治疗时，才需特别约定。

（3）要求保密权：患者在医疗过程中，对由于医疗需要而提供的个人的各种秘密或隐私，有要求保密的权利；患者有权对接受检查的环境要求具有合理的声、像方面的隐蔽性；由异性医务人员进行某些部分的体检治疗时，有权要求第三者在场；在进行涉及其病案的讨论或会诊时，可要求不让不涉及其医疗的人参加；有权要求其病案只能由直接涉及其治疗或监督病案质量的人阅读。

（4）监督医疗护理权：患者在享有平等的医疗权的同时，也享有监督这种权利实现的权利。在患者的医疗护理权受到侵犯，生命受到威胁或被拒绝治疗时，患者有权直接提出疑问，寻求解释，提出批评并要求有关医疗单位或人员改正错误，求得解决。医护人员不得拒绝患者的合理要求和正当批评，更不得打击报复。事实上患者的监督权使用得越好，对医院护理工作的促进越大。

（5）免除一定社会责任权：当患者生病后，正常生理功能受到一定影响，其承担社会责任和义务能力有所减轻。患者在获得医疗机构的相关证明后，有权根据疾病的性质、病情发展的进程等，要求解除某些责任和义务，暂时休息甚至更换工作岗位等。

（6）了解医疗费用支配情况权：患者有责任向医院支付医疗费用，也有权利了解费用实际开支的情况。无论由谁支付医疗费用，患者都有权审查他的账单，并有权要求解释各项支出的用途。

（7）获得赔偿权：在医疗护理过程中发生差错、事故时，患者有通过正当程序获得赔偿的权利，其中包括：病案资料复印权；共同封存与启封权；共同委托鉴定权；随机抽取专家权；申请回避权；请求调解和处理权；请求赔偿权（诉权）等。

2. 护士的权利　护士的权利是指护士在医疗护理服务过程中应该享有的利益和可以行使的权利。

（1）对患者的护理权：护士有维护和保障患者医疗护理权利实现，促进患者身心健康的权利。在保证患者康复或有利于病情缓解的前提下，有医疗护理的自主权，如健康问题的评估、预防保健的护理措施、护理指导及咨询、医疗辅助行为等。在护士权利范围内的事，不应受到外界干扰。患者或有关方面可以提出不同的意见或建议，但不能干预护士的正常工作。

（2）对特殊患者的隔离权：护士有权对有些处于传染期的传染患者和发作期的精神患者实施隔离。隔离的目的：一方面是为了保护患者；另一方面是避免患者对他人和社会造成危害。护士只能在维护社会成员健康和安全的情况下实施这种权利。

（3）对特殊患者的干涉权：这是医护人员的特殊权利，是对患者权利进行否定和限制。护士只能在维护患者健康和社会利益的前提下，在特定条件和有限范围内使用干涉权。

1）拒绝治疗：患者有拒绝治疗的权利，但必须是患者清醒、理智的决定，同时必须得到有经验医生的认可。如果患者的拒绝治疗会给其带来严重危害或不可挽回的后果时，医护人员可以在耐心说服、认真解释的前提下否定患者的拒绝要求。如自杀未遂的患者拒绝抢救，这时医护人员可在家属、单位领导同意后进行抢救处理。

2）讲实情：患者有了解自己病情、治疗及预后的权利，医护人员对此应该如实讲清。但如果将真相告之患者可能会影响治疗过程和效果，甚至对患者健康造成不良后果，医护人员为了患者的利益不得不隐瞒实情，这种隐瞒虽然是对患者要求讲真话权利的干涉，但在这时却是必要和正确的。中国执业医师法：如实介绍病情、医疗措施及医疗风险，但是应当避免对患者产生不利后果。当两者产生矛盾时前者要让位于后者。

案例分析

格林太太，67岁，因交通事故造成多处骨折和撕裂等入院。她丈夫也被送到同一家医院，但已死亡。格林太太当时是司机，她不停地询问责任护士她丈夫怎么了。外科医生马大夫告诉护士暂时不要告诉患者真相，但并未给护士任何理由。

问题：如果你是护士，你该怎么办？

3）守密：患者有权要求医护人员为其保守个人隐私和秘密，但当这一要求可能对社会、他人产生危害时，医护人员可使用特殊的权利进行干涉。如当得知患者有自杀倾向或患有某些传染病，医护人员不能按患者要求为其保密而守密，而应积极采取有效措施挽救自杀者，或将传染源立即报告有关部门。

(4) 维护个人正当利益的权利：护士有维护个人正当利益的权利，包括被尊重的权利、获得合理报酬的权利和保证执业安全的权利等。

(二) 义务

作为道德范畴的义务，是指人们按内心信念自觉地履行社会职责。履行义务的优劣，是衡量一个人道德水平高低的尺度。义务与权利是相对应的。医护人员有应尽的医德义务，患者也有应该承担的义务。

1. 患者的义务　患者在享有权利的同时，必须履行一定的义务，以保障医疗工作的正常开展，对自身、对他人、对社会负责。

(1) 保持和恢复健康的义务：人生病后，承担社会责任的义务能力减弱，给社会、家庭、个人带来负担和损失。研究表明：现代社会有许多疾病与人们的生活方式、生活习惯和忽视的自我保健有密切关系。因此，患者有责任、有义务选择合理的生活方式，养成良好的生活习惯，保持健康，减少疾病的发生。

(2) 积极配合医疗护理的义务：人患病没有责任，但患病后有责任接受治疗和护理服务。因为健康不仅是个人的事，也是与他人和社会密切相关。在治疗过程中，患者应积极与医护人员合作，尽可能详细、真实地提供病史，告之医护人员治疗前后的情况。在同意某种治疗方案后，患者应与医护人员在共同的目标上相互配合，遵循医嘱。

(3) 尊重医护人员及其他病友的义务：医患之间、患者之间都应互相尊重。患者不能轻视医务人员及其他病友，要尊重他们的人格。在医疗护理过程中，绝不可打骂、侮辱医务人员，如遇到医疗纠纷应以科学的态度，以事实为依据，以法律为准绳来解决。

(4) 自觉遵守医院规章制度的义务：医院是一个救死扶伤、实行人道主义的公共场所，是因病因伤而设的，医院的秩序是具有特殊要求。医院的规章制度就是保证医院正常医疗秩序、提高医护质量的有力措施。医院规章制度包括：遵守探视制度、作息时间、卫生制度、陪护制度等，这些都是每个患者理应遵守的。

(5) 按时、按数支付医疗费用的义务：我国现阶段正处于社会主义初级阶段，医院按国家规定收取医疗费用来弥补成本消耗和部分服务消耗。患者在就医过程中，不论以何种方式支付医疗费，都有责任按时按数交付，或督促单位前往医院支付，不能把经济负担转嫁给医院。

(6) 病愈后有及时出院的义务：医院的床位和医疗资源有限，只有及时周转才能保证广大患者对医疗的需求，因而患者病愈后应及时出院。

(7) 协助医院随访工作的义务：有些患者出院后，还需继续跟踪随访观察治疗效果，这是医院对患者负责的表现，患者有义务配合随访。

(8) 支持医学科研的义务：发展医学科学是造福于人类的公益事业，患者有义务有责任予以支持。如医务人员对疑难病、罕见病进行专题研究，探索有效诊治方法时，需要患者协助配合；新药新技术的实验使用时，需要患者合作并提供信息；对生前未明确诊断，医学需要进行尸体解剖研究时，死者的家属应给予支持；医学教育中的医护生临床实习时，需要患者的信任和理解等。

2. 护士的义务　护士的义务包括护理人员对社会、集体和患者应承担的道德责任。护士的义务使护理人员明确服务方向，端正服务态度，爱岗敬业。

(1) 尽职尽责为患者服务的义务：尽职尽责为患者服务的义务是护理人员最基本的道德义务。人民的健康、患者的利益是至高无上的，护士应该满腔热忱为患者服务，尽职尽责地护理患者。这点必须在每一个护理人员思想上深深扎根，不得动摇。护理人员为患者尽义务是无条件的，义不容辞的。

(2) 为患者解除痛苦的义务：护士应该把患者的生命和健康放在首位，把为患者解除痛苦作为自己义不容辞的责任。患者的痛苦包括躯体痛苦和精神痛苦两方面。躯体痛苦一般可用药物治疗即可解除或加以控制，但精神痛苦则需要护理人员同情理解患者，设身处地为患者着想，做好心理疏导工作方能奏效。

(3) 向患者解释说明的义务：护士向患者及家属说明病情、治疗、护理等有关情况，既可争取患者的主动配合，更重要的是对患者知情同意权的尊重。护士的解释要以患者能理解为前提，做到语言准确，通俗易懂。

(4) 为患者保密的义务：保密是保护性医疗的重要措施，也是维护患者利益的需要，是护理人员的一种传统美德。早在两千多年前，希波克拉底就曾说过："凡我所见所闻，无论有无业务关系，我认为应守密者，我愿保守秘密。"1949 年世界医学会《日内瓦协议法》也规定："凡是信托于我的秘密，我均予以尊重。"

(5) 努力提高专业知识、技术水平和发展护理科学的义务。

(6) 维护集体、社会利益的义务：护理人员为患者治疗护理，帮助患者恢复健康，重返工作岗位继续工作，这本身也是对社会、国家尽了义务。一般情况下，对患者个体尽义务和对社会尽义务是统一的。但在某些情况下，两者存在着矛盾，甚至发生冲突，这时护理人员应立足于社会义务，并尽量说服患者服从社会利益。

(三) 情感

情感是人们在一定社会条件下，根据社会道德观念和准则，去感知、评价个人和他人言行时的态度体验。通常以喜欢或厌恶、满意或不满意等态度或体验为特征，以喜、怒、哀、乐、悲、恐、惊等外在表情的形式表现出来。

护理道德情感是护士根据一定的护理道德准则，在处理护患关系，评价护理行为时所产生的一种情绪体验。这种情感产生于护理实践活动中，并在护理活动中发挥作用。护士无论自己在现实社会中的处境、情绪如何，只要面对患者，就应表现出护士角色特有的对患者的同情、关心、真诚、相助、冷静、理智等情感。护士在护理活动中，主要应具有同情感、责任感和事业感。

1. 同情感　是每个护理工作者都应具有的最基本的道德情感，是一种发自内心的情感。它包含着对患者的真挚友爱，对不幸患者的怜悯，在实际工作中则表现为对患者的理解和同情。

2. 责任感　在护理道德情感中起主导作用。护理人员把恢复患者的健康，挽救患者的生命看作是自己崇高的职责。表现为热爱患者，热爱护理专业，达到忘我的境界。

3. 事业感　是同情感、责任感的升华，是护理人员最高层次的道德情感，是无私奉献的情感。护理人员自觉将个人的护理工作与发展护理科学事业及人类进步的伟大事业联系起来。把本职工作看作是一种神圣的事业，是自己生命中最主要的部分，是一生为之奋斗的目标。这是一种非常可贵的情感，是一种能推动护理事业发展的情感。

（四）良心

良心是人们按照一定道德原则、规范，在履行对他人、对社会的义务过程中，对自己应负的道德责任的内心感知和行为的自我评价能力，是人们对其道德责任的自觉认识。具有稳定性、自觉性和人们道德的“自我法庭”的特点。

护理人员的职业良心是指护理人员在履行职业义务过程中形成的对自己应尽职业责任的认识和评价。护理人员良心的实质是自律。护理道德良心的内容是忠实于患者，忠实于护理事业，忠实于社会。

良心在护理工作中的作用有以下方面。

1. 自我选择作用　良心作为护理人员行为的内在约束力，不允许行为者违背护理道德。通过良心的选择作用，可以使护理人员明确应该做什么，不应该做什么，怎样去做。对于符合护理道德原则的行为予以肯定，反之予以否定，从而做出正确的抉择。

2. 自我监督的作用　护理人员在护理患者过程中，常有无人监督的情形，如对昏迷患者、婴儿的护理等。通过良心的监督，可督促护士不做任何有损于患者的事，主动调节自己的行为方向，自觉地保持高尚的品德。

3. 自我评价的作用　良心能使护理人员对自己的行为及后果做出肯定或否定的自我评价。当其行为给患者带来健康和幸福时，良心就会对此予以肯定，从而引起精神上的愉悦和满足，反之良心就会对此给予否定而受到良心的责备。

（五）审慎

审慎即周密而谨慎。是人们在行为之前的周密思考与行为过程中的小心谨慎，是一种道德作风，是良心的外在表现。

护理人员的审慎是指护理人员在为患者治疗护理过程中，详细周密地考虑与细心的服务，其目的是保证患者的身心健康和生命安全。它是护理人员对患者和对社会高度责任感和同情心的体现，是护理人员在职业传统中逐渐形成的较为稳定的职业心理和职业习惯。

护理道德的审慎包括：①语言谨慎。语言既能治病也能致病，护理人员在与患者或家属沟通时，要注意语言修养和语言的科学性、严谨性。②行为谨慎。护理人员在工作中必须保持认真负责的态度和行为，自觉遵守各项规章制度和操作规程。

审慎在护理工作中的作用有以下方面：①有助于防止医疗差错和事故的发生；②有助于促进护理人员深入钻研业务，提高护理技能。

（六）荣誉

荣誉是指人们履行了社会责任，对社会做出一定贡献后，得到社会的认可和褒奖。荣誉是同良心、义务紧密联系的道德范畴，是对道德行为的社会价值所做的客观评价和主观意向。荣誉是良心中知耻心和自尊心的表现，是履行义务的道德责任感的表现。

护理人员的荣誉感是将全心全意为患者身心健康服务作为思想基础；是在工作中，把患者的利益放在第一位，时刻想着患者，运用所学的知识，精心护理患者，促进患者康复，从而获得道德情感上的满足。

护理人员应树立正确的荣誉观：①荣誉同义务一致。忠实地履行自己的护理道德义务，是获得荣誉的前提。②个人荣誉与集体荣誉相统一。个人荣誉与集体荣誉是辩证统一的，离开了社会的发展、集体的支持，就不可能有个人的荣誉。个人的功绩总是在为集体事业奋斗中实现的，个人的荣誉包含着集体的智慧和力量。③荣誉与求实共存。护理人员必须坚持荣誉的真实性，要用自己的真才实学获得荣誉。

荣誉在护理工作中的作用有以下方面：①荣誉是激励护理人员不断进取的精神力量。争取获得荣誉、避免耻辱是人们的共同愿望，是一种进取的表现，也是护理人员追求道德理想的一个重要方面。只有树立正确的荣誉观，才会把履行护理道德原则、规范变成内心信念和自觉要求，并将其通过相应的护理道德行为表现出来，从而转化为一种力量，这种力量将催人奋进。②荣誉对护理人员的行为起着社会评价的作用。荣誉通过社会舆论的力量表现出社会支持什么，反对什么，是社会对医护人员行为的一种客观评价，从这种评价中得到肯定与奖励，可促使护理人员继续努力，保持荣誉，这种荣誉感一旦成为护理人员的共同愿望，必将推动医护工作的进一步开展。

（七）幸福

幸福是人们在创造物质财富和精神财富的实践中，由于感受到目标的实现而得到的精神上的满足。幸福是同人生的目的、意义及理想联系在一起的，是较高层次的道德范畴。

护理人员的幸福，是指在为人民健康服务的过程中，以自己辛勤的劳动，实现从事护理事业的人生价值而感受到的精神上的满足。护理人员的幸福观包括：①幸福是个人幸福与集体幸福的统一。集体幸福是个人幸福的基础，离开了集体事业的兴旺与发达，个人幸福是无法实现的。而个人幸福又是集体幸福的体现，只有与他人的幸福相互联系，才能感受到自己的幸福。②幸福是物质生活与精神生活的统一。护理道德的幸福范畴不仅包括物质生活的幸福，而且还包括精神生活的幸福。只有用高尚的精神生活指导和支配物质生活，才能真正感受到人生的意义。③幸福是创造幸福与享受幸福的统一。只有劳动才能创造幸福，幸福是创造的结果。劳动的过程就包含着幸福。幸福的享受不仅在创造之后，也在劳动与创造的全过程之中，幸福是创造与享受的统一。④幸福是苦与乐的统一。没有苦就没有乐，没有辛勤的耕耘，就难以体会到收获的快乐。当通过自己的辛勤劳动使患者转危为安，重新获得健康时，护理人员才会感到自身价值的意义，才能感到幸福，从而更加热爱护理事业。

第三节　护理道德修养

一、护理道德修养的含义

“修养”的含义广泛，“修”有修明、整治、提高之意，“养”有养成、涵养、培育之解。关于修养的实质，我国古代著名伦理学家早就有比较深刻的理解和论述，孔子的学生曾子说：“吾日三省吾身”就是强调有过之而自识。在道德修养上特别强调“自省”、“自识”。

护理道德修养是护士通过自我教育、自我锻炼和自我评价，将护理道德的基本原则和规范转化为个人内在品质的过程，其目的是为了培养护士良好的道德品质和道德行为。护理道德修养的任务，就是要通过对护理道德原则及规范的认识和体验，使护士形成稳定的辨别善良与邪恶、光荣与耻辱、高尚与卑鄙、城市与虚伪等方面的道德观念，心存符合道德要求的内心信念，在无人监督或无人知晓的情况下，都能自觉地按护理道德原则实施护理。

护理道德修养是提高护理质量的重要保障。因为护理工作的每一个环节都与人的生命息息相关，如果缺乏护理道德修养，对工作不负责任，就可能造成差错事故，使患者加重痛苦甚至危及生命。护理道德修养是护理人才成长的必要条件。护理道德品质是在长期的护理实践中逐步培养形成的，带有鲜明的个性特征，其差异性是后天修养造成的。一个人的修养永无止境，应当指出，护生和年轻护士正处于世界观形成期，可变性和可塑性极大，要特别重视这方面的修养，为自己一生奠定一个良好的道德基础。只有不断增强自身的抵抗力，才能自觉抵制违反道德的不良行为，进而提高自己的护理道德品质。

二、护理道德修养的方法

（一）明确目标，加强学习

护理道德修养的目标在于不断提高护理人员的素质，强化护理道德意识，使护理道德培养从低层次向高层次发展，最终达到大公无私的护理道德境界。科学文化知识和思想理论是进行修养的前提和方向。护理人员必须勤奋学习，自我磨砺，不断加强自身修养，培养良好的职业素质和高尚的道德情操。

（二）亲力亲为，勇于实践

实践是每个人塑造良好的道德品质和达到高层次道德境界的根本途径。护理道德修养源于护理实践，服务于护理实践。护士一定要结合工作，在处理患者、与同行、与社会关系的实践中，回忆和检查自己的言行，发现自己的道德缺陷并加以弥补、纠正。只有在实践中有的放矢地进行伦理修养，护士才能克服不道德行为，坚持和发扬道德行为，培养并提高自己的道德品质。

（三）重在自觉，净化心灵

护理道德修养能否取得成效，除受客观因素制约外，关键在于护士的自觉性。护理道德修养是进行人格的自我完善，必须依靠每个护士的自律，自觉性是原动力。只有经过自觉的锻炼和修养，崇高的护理道德境界才能形成。

（四）持之以恒，贵有恒心

道德修养永无止境，必须坚持不懈，持之以恒。护理道德修养贯穿于护士职业生活的始终，是一项长期艰巨的任务。良好的护理道德品质的形成，绝不是一朝一夕之事，不可能一蹴而就，尤其是遇到困难和阻力时，更要激流勇进，才能不断向理想境界迈进。

（五）防微杜渐，力行慎独

所谓“慎独”，是在个人独处、无人监督时，仍然坚持道德信念，自觉遵守道德原则，按道德规范行事。“慎独”是中国伦理思想史特有的范畴，既是一种修炼方法，也是一种崇高的道德境界。护理职业特点之一是护士在大多数情况下是独立进行工作，且许多护理措施常在无人监督的情况下采取，故“慎独”对护士尤为重要。护士要达到“慎独”，首先要提高认识，自觉进行修养。其次要打消一切侥幸、省事的念头，做到防微杜渐。特别是当工作平淡而产生厌烦时，或工作繁忙劳累时，更要有“慎独”精神，勿以善小而不为，勿以恶小而为之。再次要重视自制能力的培养。所谓自制能力，是自觉克制自己的情绪，控制自己的行为。达到“慎独”必须有坚强的自制能力。

三、护理道德修养的境界

（一）护理道德境界的涵义

护理道德境界是指护理人员通过护理道德教育和护理道德修养，所达到的道德觉悟程度，以及所形成的道德品质状态和道德情操水平。临床工作中，护理人员的道德水准因个人的世界观、人生观、社会责任感、文化素质以及对是非、善恶、荣辱的认识理解能力等方面存在着差异而呈现出不同的层次。

（二）护理道德境界的层次

根据护理人员对公私关系的认识及其态度，将护理道德境界分为 4 个层次。

1. 自私自利，损公肥私　处于这种境界的护士是极少数，但影响很坏。其特点是认识和处理一切关系均以满足私利为目的，唯我至上，唯利是图。把护理职业作为谋取个人利益的手段，对待患者的态度完全以患者给其多少好处为转移，对工作不负责任，甚至玩忽职守，草菅人命。我们绝不能放任这种道德境界在社会蔓延，否则它将危及护理事业的发展。

2. 先私后公，公私兼顾　处于这种境界的护士也不多。他们奉行的原则是：奉公守法，人我两惠。他们能考虑集体的利益和患者的利益，但更关心自己的利益，斤斤计较个人得失。尤其当个人利益与集体利益发生冲突时，常常是首先满足个人利益。这种人工作时冷时热，工作质量和服务态度时好时坏。这种境界的人易分化，如此发展下去势必跌入自私自利、唯利是图的行列。

3. 先公后私，先人后己　处于这种境界的护士是多数。他们能正确处理国家、集体、患者、个人的关系。对患者关心体贴，对工作认真负责。他们关注的个人利益是通过自己的诚实劳动和服务获得的正当合理的个人利益。当个人利益与患者、集体、国家利益发生冲突时，能把患者、集体、国家利益放在个人利益之上。当前我国大多数护理人员已达到这种道德境界，构成护理队伍的主体精神。

4. 毫不利己，专门利人　是护理道德境界的最高层次。其特点是有正确的世界观与人生观，对工作极端负责，对患者极端热情，对技术精益求精。他们从不计较个人得失，把患者的利益放在第一位，以无私奉献为乐，为抢救患者会毫不犹豫地牺牲个人利益甚至自己的生命。他们这种高尚行为是自觉自愿的、坚定不移的，无论任何情况，都能自觉实践护理道德准则和规范，达到了"慎独"的境界，是护理道德的发展方向。如南丁格尔、林菊英、孙秀兰等护理前辈就是这种护理道德境界的典范，是我们学习的楷模。

护理人员要有效地进行医德修养，就要弄清自己处于护理道德境界中的哪一层次，正确估价自己的道德水平，认真地接受医德、医风教育，加强锻炼和改造，最终达到最高理想的护理道德境界。

相关阅读

人民健康好卫士叶欣

2003 年春节前后，"非典(SARS)"开始在广州一些地方流行。随着"非典"患者的急剧增多，广州省中医院急诊科护士长叶欣，身先士卒，冲锋在前。2 月 24 日上午，一位急诊患者需要手术，但检查的结果却被证实是"非典"！紧接着患者的病情急转直下，所有严重的症状都出现了。这是一位"毒"性极大的重症患者！叶护士长和专家组成员迅速展开了抢救，气管内插管、上呼吸机……患者终于从死亡线上被拉了回来，可"非典"病毒就在这时候闯进了已经在一线奋战了许多天的叶欣的身体。

3 月 4 日叶欣开始出现发热症状，经确诊被感染上"非典"。虽经努力救治，但没能挽留住叶欣匆匆离去的脚步。在传染给她"非典"的那位患者健康出院不到 1 周的时间，3 月 24 日凌晨 1 点 30 分，优秀共产党员叶欣同志永远离开了她所热爱的岗位，离开了战友和亲人。

叶欣等三位为抗击"非典"而殉职的医护工作者被卫生部追授为"人们健康好卫士"。一位熟悉叶欣的医学专家说:"叶欣是一本书,每一页都燃烧着生命的激情,每一页都有热烈的追求。"

案例分析

案例:刘某,35岁,车祸约半小时后,被急送入某卫生院就诊。患者右胫腓骨粉碎性骨折,活动性出血,呈休克状态。卫生院因条件有限,经初步抗休克以及在其伤侧腹股沟韧带下5 cm处扎止血带止血并包扎固定伤肢后,转送县医院进一步治疗。途中约1小时20分钟从未松解止血带,止血带上也未标明捆扎时间。

送至县医院外科时,患者伤势较重,仍处于休克状态。经检查患者止血带以下大腿组织高度肿胀,皮肤紫红,松解止血带后,腘动脉、足背动脉搏动不清,加上胫腓骨粉碎性骨折,估计难以修复,即在全麻下行髋关节离断术,伤口Ⅰ期愈合。

伦理分析:本案例卫生院的医生和护士,在接诊时正确判断,果断处理,对伤肢进行包扎止血,是对的;考虑本院条件有限转诊,也是对患者负责的表现。但其中有两个明显的错误,导致患者终生遗憾:①没有标明止血带捆扎的时间;②途中没有定时松解止血带,致使血运不畅,组织坏死,无法修复,只好截肢。

此案例告诉我们:①护士应具备丰富熟练的知识和技术,否则难以履行职责,因为定时松解止血带是常识;②任何时候都要有对患者高度负责的精神,如果护士在途中观察一二次,这样的悲剧就不会发生。

小　结

(1) 护理伦理学概念:护理伦理学是研究护理道德的科学,是运用一般伦理学原理和道德原则来解决和调整护理实践中人与人之间相互关系的一门学科,是由护理学与伦理学相结合而形成的一门边缘学科。护理伦理学的研究对象是由医学领域和护理实践中的特殊人际关系所决定的,其中护理人员与患者的关系在护理伦理学研究对象中是最基本、最首要、最核心的关系。护理伦理学研究的内容包括:护理道德的基本理论;护理道德的基本原则、范畴和规范;护理道德的基本实践。

(2) 护理道德的基本原则、规范与范畴:护理道德的基本原则包括:自主原则;不伤害原则;行善原则;公平原则。这些原则共同的目标是使患者获益,将其痛苦降到最低限度,使患者享有人的尊严。护理道德规范着重强调护理道德的基本规范和特殊护理道德规范要求。护理道德的基本范畴包括权利、义务、情感、良心、审慎、荣誉、幸福等。

(3) 护理人员的道德修养:介绍了护理道德修养的含义。提出了护理道德修养的方法,包括明确目标,加强学习;亲力亲为,勇于实践;重在自觉,净化心灵;持之以恒,贵有恒心;防微杜渐,力行慎独。护理人员在校期间就要注重护德修养,在临床工作中更要勤于实践,不断进行道德修养,使自己的一言一行能达到最高护理道德修养的境界。

(彭　晶)

综合练习题

一、名词解释

1. 护理伦理学　2. 慎独

二、填空题

1. 护理道德的基本原则有________、________、________、________、________。

2. 对精神患者的护理道德要求应做到________、________、________、________、________、________。

3. 护理道德范畴的权利是指________和________的权利。

4. 医护人员的干涉权常用于：________、________、________。

5. 护理道德情感的内容包括________、________、________和事业感等。

三、选择题

A 型题

1. 护理道德关系中最基本、最首要的关系

A. 护理人员与患者之间的关系

B. 护理人员与其他医务人员之间的关系

C. 护理人员与社会的关系

D. 护理人员与医学科研的关系

E. 护理人员与患者家属之间的关系

2. 护理伦理学是研究

A. 护理道德本质的科学　　B. 护理道德的科学

C. 护理道德实践的科学　　D. 护理道德与法律的科学

E. 护理道德现象的科学

3. 下列哪项不是护士的道德义务

A. 尊重患者自主决定的义务　　B. 知情告知的义务

C. 为患者解除痛苦的义务　　D. 监督患者权利实现的义务

E. 为患者隐私保密的义务

4. 护理人员自觉地将护理道德要求和规范转变为个人内在的道德品质的过程，称之为

A. 护理道德评价　　B. 护理道德品质　　C. 护理道德修养

D. 护理道德意识　　E. 护理道德信念

5. 护士在行为之前的周密思考及行为之中的小心谨慎，是指

A. 护士的道德良心　　B. 护士的道德审慎　　C. 护士的道德情感

D. 护士的道德幸福　　E. 护士的道德理念

6. 护理道德修养的最高境界是

A. 利他　　B. 勤奋　　C. 慎独

D. 诚信　　E. 友善

7. 在护理过程中患者有权获得关于自己疾病情况的权利，指的是患者权利中的

A. 平等护理权　　B. 保密权　　C. 监督权

D. 知情同意权　　E. 身体权

8. 护士在任何情况下不能拒绝护理患者，这是遵循了护理道德基本原则的

A. 自主原则　　B. 有利原则　　C. 无害原则

D. 公平原则　　E. 互助原则

X 型题

9. 护理道德规范体系包括

A. 护理道德原则　B. 护理道德规范　C. 护理道德理论

D. 护理道德范畴　E. 护理道德实践

10. 护理道德修养的方法有

A. 明确目标,加强学习　B. 亲力亲为,勇于实践　C. 重在自觉,净化心灵

D. 持之以恒,贵有恒心　E. 防微杜渐,力行慎独

11. 人体实验的道德要求是

A. 知情同意的原则　B. 维护受试者利益的原则

C. 有利于护理学科发展的原则　D. 科学原则

E. 奉献原则

12. 计划生育中对护士的道德要求是

A. 忠诚　B. 关心　C. 严肃

D. 精细　E. 爱心

四、简答题

1. 护士道德权利有哪些主要内容?
2. 护理伦理学基本原则的主要内容有哪些?
3. 简述患者的权利和义务。

五、案例分析

患者,男性,28 岁,技术员,在某厂医院被确认患有乙型肝炎。他要求医护人员不要将诊断结果告诉别人,因为他怕隔离治疗后被同事疏远和歧视,更担心相识不久的女朋友因此而与他中断恋爱关系。医护人员答应患者暂不向他人透露,但要求患者抓紧治疗,注意休养。该医护人员的做法正确吗?围绕该案例可提出 3 个伦理问题:①患者有无要求保密的权利?②医生和护士是否应该履行为患者保密的义务?③医护人员如何做好解释说明工作?

(彭　晶)

第六章 护理与法

学习目标

1. 解释护理法的概念。
2. 领会护理立法的意义。
3. 阐述护理立法的基本原则。
4. 说出护理法的分类、基本内容。
5. 应用相关知识识别和判断护理工作中潜在的法律问题。

护士在为护理对象提供服务的过程中，存在着许多潜在的法律问题。随着人们对健康认识的提高及依法保护自己权益意识的增强，护理人员不仅仅要以护理道德规范约束自己，还要从法的角度审视护理行为，自觉学法、懂法，执业时守法、用法，在法的意义上维护和促进人类的健康，维护自身的合法权益。

第一节 护理立法

护理立法是以法律的形式对护理人员在教育培训和服务实践方面所涉及的问题予以规定。

一、护理立法的历史与现状

为了提高医疗护理质量，保证护理向专业化的方向发展，各国都颁布了适合本国政治、经济、文化及护理特点的护理法规。英国于1919年率先颁布了《英国护理法》。1921年荷兰颁布了本国的护理法，随后许多国家纷纷颁布了护理法。1947年国际护士委员会发表了一系列有关护理立法的专著。1953年WHO发表了第一份有关护理立法的研究报告。1968年国际护士委员会特别成立了一个专家委员会，制定了护理立法史上划时代的文件——《系统制定护理法规的参考指导大纲》，为各国护理立法必须涉及的内容提供了权威性的指导。WHO 1984年的调查报告显示：欧美18国、西太区12国、中东20国、东南亚10国及亚洲其他区的16国均已制定了相应的护理法。近年来，各国护理法经过反复修改，日趋完善，已形成了一整套与本国卫生事业管理体制相适应的专门法规，成为护理教育和护理实践合法的指导性纲领，在本国护理管理中发挥越来越重要的作用。

我国的护理法隶属于卫生法规系统。国务院颁布了一系列的法令、指示、暂行规定、办法等，其中有些内容是关于护理的。我国于1956年颁布了《国家卫生技术人员职务职称和职务晋升暂行条例(草案)》，1979年颁布了《卫生技术人员职称及晋升条例(试行)》、《关于加强护理工作的意见》，1981年颁布了《关于在卫生技术人员职称及晋升条例(试行)中增设主管护师职称等几个问题的通知》,1982年颁布了《全国医院工作条例》、《医院工作制度》、《医院工作人员职责》3个条例,1993年颁布了《中华人民共和国护士管理办法》、2002年颁布了《医疗事故处理条例》及2008年颁布了《中华人民共和国护士条例》。

二、护理立法的意义

(一)有利于维护一切护理对象的权利

护理法不仅向护理人员,也向公众展示了它的各项法规条款。护理人员应严格遵循这些条款,履行自己的职责和义务,尊重护理对象的人格和权利。对不合格的或违反护理实践准则的护理行为,公众也有权依据这些条款追究护理人员的法律责任,从而最大限度地维护护理对象的权利。

(二)有利于维护护理人员的权利

护理人员除享有公民的一切权利外,还享有获得依法从事护理业务活动的权利;接受教育与培训的权利;对医政机构及其工作人员的行为提出批评和建议的权利等。通过护理立法,使护理人员的地位、作用和职责范围有了法律依据。护理人员在履行法的职责时,可受到法律的保护和人民的尊重。

(三)有利于促进护理教育的发展

医学科学技术的迅猛发展,带动了临床知识更新和技术改进的加快,因此护理人员应具有终身学习的意识。通过立法,从法律、制度上保证了护理人员接受正规护理教育及不断接受继续护理学教育的权利与义务,这对于提高护理质量,促进护理教育的发展具有深远的意义。

(四)有利于促进护理管理科学化的进程

通过护理立法,制定一系列制度、标准、规范,使各种不同的制度均统一在护理法的纲领之下,使护理管理纳入规范化、标准化、现代化的轨道。

(五)有利于保证护理人员具有良好的护理道德水准

护理法规中的护理道德规范为护理人员从事护理实践活动提供了行为准则,护理人员必须无条件地予以遵守,即对任何患者都应具有高度的责任心,为保障公民的生命健康权利,提供最佳的护理服务,让护理法发挥其监督和指导护理工作的作用。

三、护理立法的基本原则

(一)宪法是护理立法的最高准则

宪法是国家的根本大法,在法律上有至高无上的权威。护理法的制定必须在国家宪法的总则下进行,不能与国家已经颁布的其他任何法律条款(如食品卫生法、医疗事故法规等)相抵触。

(二)符合本国护理实际情况

法律是法治国家进行国家管理的根本依据,也是国家以往管理经验的结晶,代表着国家的法律思想。因此护理法的制定,一方面要借鉴和吸收发达国家的护理立法经验,确立一些先进目标;另一方面,也要从本国的文化背景、政治制度和经济水准出发,兼顾全国不同地区发展水平的护理教育和护理服务的实际,确立更加切实可行的条款。假若脱离本国实际,势必难以实施,不仅失去其先进性和科学性,且无生命力。

（三）反映科学的现代护理观

护理学作为一门独立的学科，从护理教育到临床护理、社区护理；从护理道德到护理行为；从评估、护理诊断到护理计划的实施，乃至护理咨询，护理管理等均已形成一套较为完整的理论体系。护理法规定只有经过正规培训且考试合格的护理人员，才有资格从事护理专业工作。护理法应能反映护理专业的这种垄断性、技术性和义务性特点，以增强护理人员的责任感，提高社会效益的合法性。

（四）显示法律特征

护理法与其他法律一样，应具有权威性、强制性、公正性、稳定性的特征，故制定的条款措辞必须准确、精辟、科学而又通俗易懂。运用法律面前人人平等的原则，坚持公道，不徇私情，符合立法精神和权益。

（五）要注意国际化趋势

当今世界科学、文化、经济飞速发展，多元文化融合，势必导致法制上的共性，一国法律已不可能在本国法律中孤立的长期存在。所以，制定护理法必须站在世界法治文明的高度，注意国际化趋势，使各条款尽量同国际上的要求相适应，以使我国护理专业的发展与国际接轨。

（六）维护社会护理活动

国家通过立法或制定行政法规、规章和政策，建立起社会护理工作制度，创造一个适合社会护理活动发展需要的社会环境，鼓励组织依法开展护理活动。同时国家通过建立和健全护理监督体系，依法制裁和禁止非法护理活动，通过监督机制的运行，维护社会正常的护理活动秩序，打击和彻底清除违法护理行为，保障人民的生命健康权利。

四、护理法的种类和基本内容

护理法是指由国家制定或认可的；用于规定护理活动及调整这些活动而产生的各种社会关系的法律规范总和。从入学的护生到从事临床护理实践的护士，从在校培训到任职后的继续教育，从护理教育、医院护理到护理专业团体等护理法中均有涉及。

（一）护理法的种类

各国现行的护理法规，基本上可分为以下几类：

第一类是国家主管部门通过立法机构制定的法律、法令。它们可以是国家卫生法的一部分，也可以是根据国家卫生基本法制定的护理专业法。

第二类是根据卫生法，由政府或地方主管当局制定的法规。

第三类是政府授权各专业团体自行制定的有关会员资格的认可标准和护理实践的规定、章程、条例等。

除上述三类以外，劳动法、教育法、职业安全法，乃至医院本身所制定的规章制度，对护理实践也具有重要影响。

（二）护理法的基本内容

护理法的基本内容，主要包括总纲、护理教育、护士注册、护理服务四大部分。

1. 总纲部分　阐明护理法的法律地位、护理立法的基本目标、立法程序的规定，护理的定义、护理工作的宗旨与人类健康的关系及其社会价值等。

2. 护理教育部分　包括教育种类、教育宗旨、专业设置、编制标准、审批程序、注册和取消注册的标准及程序等，也包括对要求入学的护生的条件、护校学制、课程设置，乃至课时安排计划、考试程序以及护校一整套科学评估的规定等。

3. 护士注册部分　包括有关注册种类、注册机构、本国或非本国护理人员申请注册的标准和程序，授予从事护理服务的资格或准予注册的标准等详细规定。

4. 护理服务部分　包括护理人员的分类命名，各类护理人员的职责范围、权利义务、管理系统以及各项专业工作规范、各类护理人员应达到标准的专业能力、护理服务的伦理学问题等，还包括对违反这些规定的护理人员进行处理的程序和标准等。

第二节　护理工作中的守法和用法

一、护理工作中的守法

法是护理人员的共同行为准则，护理行为不得违反国家法律、法规及规章制度。护理人员自觉守法，可规范护理人员的自身行为，防止犯罪；可维护护理职业形象，保证护理工作有良好的秩序；也可防止护理对象的权益受到侵犯。

（一）直接规范行为

医政法及其有关的法，如《护士管理办法》、《医院护理工作制度》、《医院护理工作人员职责》、《医疗事故处理条例》、《药品管理法》等，对护理工作的具体事项、方法及标准等直接作出规定，护理人员必须熟知与护理行为有关的法律条文，依法规范护理活动。

（二）指导行为

法的有关规定有利于指导护理人员及其他人员学习、工作。护理人员应自觉把自己的工作、学习、生活纳入国家法制的轨道。当法律规范与行为规范不一致时，首先服从法律规范的规定；低级法律规范与高级法律规范相抵触时，服从高级法律规范的规定。

二、护理工作中的用法

护理工作中的用法指护理人员主动寻求与应用法律，达到维护护理对象及自己的合法权益。当护理对象的权益受到侵犯时，护理人员应为护理对象寻求法律的支持。当自己的权益受侵犯或陷入护理纠纷时，也应寻求正当的法律途径，解决纷争。

（一）护理人员应具备法律意识

护理人员用法，首先应明确什么是可以做、什么是禁止做的。护理人员应具备的法律意识主要包括法律观念（守法、用法观念）、法律知识（掌握与之有关的医政法中护理法规和其他有关法）、法律心理（对法的感受及好恶心态）、法律思想（观念）等。

（二）护理人员用法的要求

护理人员用法中应做到：①努力学习法律知识，特别是医政法中有关护理部分；②提高自己守法的意识，把遵纪守法作为行为标准来要求自己；③对有违法行为的人和事，要勇于监督检举；④运用国家的法律规范、政策维护护理人员的合法权益。

三、护理工作中潜在的法律问题

每个护士不仅应该熟知国家法律条文，而且应明白在护理工作中与法律有关的潜在性问题，以便自觉地遵守，并用法律保护自己的合法权益。

（一）侵权与犯罪

侵权是指侵害了国家、集体或者他人的财产及人身权利，包括生命权、隐私权、名誉权及知识产权等。在医院，护理人员与患者的接触比其他医务人员更为密切，工作中常有潜在的侵权行为发生，如在护理卧床患者时，护士在获得其高度信任的基础上，被同意检阅其信件，但对患者的个人隐私应为之保密，如随意谈论，造成扩散，则应视为侵犯了患者的隐私权，若因此原因造成患者自杀身亡，就构成犯罪。侵权行为可通过民事方式，如调解、赔礼、赔物及赔款等方式来解决。另外，在护理工作中常有一些情况被误认为是侵权，有时为了检查或治疗的需要，在一定的时间范围内，要限制患者饮水、进食或活动范围，如为了预防交叉感染，对患者实施隔离，限制患者的活动范围时，不属侵权，但护士必须向患者耐心地解释清楚。

犯罪是指一切触犯国家刑律，应当受到法律惩处的行为。犯罪可根据行为人主观方面的内容不同而分故意犯罪和过失犯罪。故意犯罪是明知自己的行为会发生危害社会的结果，并且希望或放任这种结果发生，因而构成犯罪。过失犯罪是应当预见自己的行为可能发生危害社会的结果，因疏忽大意而没有预见、或已经预见而轻视能够避免，以至发生不良结果而构成犯罪。如注射青霉素出现过敏反应可导致死亡，护士必须在注射前给患者做皮试。如果护士认为患者不可能发生过敏反应，没有给患者做皮试而导致患者死亡，则属过失犯罪行为。

有时在同一护理活动中，侵权行为与犯罪可能同时存在。侵权行为可能不构成犯罪，但犯罪必然有对被害人合法权益的严重侵犯。因此，分清犯罪与侵权的关键是对护理行为的目的及结果的准确鉴定。从法律后果的角度来看，侵权行为的法律责任多为民事责任，而犯罪行为既有民事责任、也有刑事责任。

（二）疏忽大意与渎职罪

疏忽大意是指行为人应当预见自己的行为可能发生危害社会的后果，但不专心致志地履行职责而造成客观上的过失行为。这种过失给患者带来一定程度的损失和痛苦，但并不严重，未构成法律上的损害，属于失职，不构成犯罪。例如，护士给药错误、热水袋过热而烫伤患者等，但未造成严重的后果。

护理行为中的过失行为可导致两种后果：①仅损害了护理对象的生活利益或恢复健康的进程；②因失职而致残、致死。

上述第一种后果构成侵权行为，但并不犯罪；第二种后果则对受损害的护理对象负有法律责任，即构成过失犯罪或渎职罪。

渎职罪是指行为人不履行或不正确履行职责，给国家或人民利益造成重大损失的行为。因此，判定疏忽大意是仅为失职过错还是犯罪行为，其重要的依据要看护理人员是否已造成对护理对象的不可挽回的法律损害。例如护士错给一位未做过青霉素皮试的患者注射了青霉素，若该患者对青霉素不过敏，那么该护士只是犯了失职过错；但如果该患者对青霉素过敏，引起过敏性休克而死亡，则需追究该护士法律责任，她将被起诉犯有渎职罪。

（三）执行医嘱的合法性

医嘱是医生拟定治疗、检查等计划的书面嘱咐，也是护士执行治疗等工作的重要依据。执行医嘱时，护士应熟知各项医疗护理程序，药物的作用、副作用及使用方法。护士处理医嘱时，经仔细核查，确信无误时，就应准确及时地执行医嘱。随意篡改医嘱或无故不执行医嘱均属违法行为。如果护士对医嘱有疑问，应向医生询问以证实医嘱的准确性。如果发现医嘱有明显的错误，护士有权拒绝执行。护士向医生指出了医嘱中的错误，医生仍执意要求护士执行医嘱，护士应报告护士长或上级主管部门。明知医嘱有错误，但护士不提出质疑，或由于疏忽大意而忽视了医嘱中的错误，由此造成的严重后果，护士与医生共同承担法律责任。

例如医生开出“10%氯化钾 10 ml 即刻静脉推注”的错误医嘱，而护士未提出质疑按医嘱执行了，结果造成患者死亡，这种机械地执行医嘱的行为应负法律责任。因为作为一名合格的护士，应具有氯化钾禁忌静脉推注的专业知识；若事先知晓，却没有任何拒绝的表示，则可能犯有渎职罪。因此护士在执行医嘱时，一定要用负责的态度和扎实的专业知识对医嘱进行核查评估，确信无误后方可执行。

为了保护自己和患者，护士在执行医嘱时应注意以下几点：①患者对医嘱提出疑问时，护士应证实医嘱的准确性；②患者病情发生变化时，护士应及时通知医生，并根据专业知识及临床经验判断与医生协商是否应暂停医嘱；③慎对口头医嘱及对待“必要时”等形式的医嘱，一般不执行口头或电话医嘱。在急诊等特殊情况下，必须执行口头医嘱时，护士应向医生重复一遍医嘱，确信无误后方可执行。在执行完医嘱后，应尽快记录医嘱的时间、内容及当时患者的情况等，并让医生及时补上书面医嘱。

（四）护理记录的法律问题

在护理实践过程中，各种护理记录既是医生观察诊疗效果、调整治疗方案的重要依据，又是衡量护理质量高低的标准之一。在医疗纠纷案件中实行举证倒置，医疗机构需要承担一定的举证责任。保全和提供证据，防范可能出现的医疗纠纷是护士必须面对的问题。我国《医疗事故处理条例》第十条规定：患者有权复印或复制其门诊病历、住院志、体温单、医嘱单、医学影像检查资料、病理资料、护理记录以及国务院卫生行政部门规定的其他病历资料。这意味着由医院保管、患者及家属不得翻阅的内部资料将全部向患者公开，当出现医疗纠纷时，病案将作为原始记录成为法律部门进行技术鉴定、司法鉴定、判断是非、分清责任的法律依据。护理记录作为医疗文件的组成部分，具有重要的法律意义，如发生医疗纠纷，或患者涉嫌刑事案件时，完整而可靠的护理记录可提供诊治的真实经过，使其成为重要的法律证据或线索。书写护理记录时，应及时、准确、清晰、不能涂改。因抢救急危患者，未能及时书写病历的，在抢救结束后 6 h 内应及时补记。避免出现护理病历与医疗病历记载不一，这种不一致会使护理对象对病历记录的真实性表示怀疑，导致病案在医疗纠纷中的证据作用大打折扣。因此，当发现护理与医疗记录不一致时，护理人员应及时与医生沟通，予以核实清楚。

（五）麻醉药品与病房物品管理

麻醉药品主要指的是哌替啶、吗啡类药物。临床上这类药限用术后镇痛、晚期癌症及一些危重患者的对症处理。通常由专人负责保管，护士只能凭医嘱领取及应用这些药物。手术室及一些病房为方便患者能及时用药可能常备有这类药物。护理人员若利用自己的权利将这些药品提供给一些不法分子倒卖或吸毒者自用，会构成了参与贩毒、吸毒罪。因此护士在应用麻醉类药物时，不要以身试法。医院及管理者应对这类药物加强管理，并对有条件接触这类药品的护理人员进行法律教育。

护士在工作中还可接触到各种贵重药品、医疗用品、办公用品等。护士如利用职务之便，将这些物品据为己有，情节严重者，将受到法律制裁。

（六）入院和出院涉及的法律问题

护士接收患者入院的标准是根据病情的需要。护士没有任何权利将一个经济困难而生命垂危的患者拒之门外。当护士接待急需抢救的危重患者时，应以高度的责任心，全力以赴地创造各种抢救条件，配合医生及其他医务人员对患者进行救治。若因护理人员拒绝、不积极参与或工作拖沓而使患者致残或死亡，以渎职罪论处。

在患者出院问题上，护理人员应注意两种情况的正确处理：一种是患者强烈要求出院，而医生医嘱要继续留院治疗。对这种患者要认真做好解释说服工作，讲明出院对疾病康复的影响。若患者或法定监护人执意要走，医院则无权将其扣留，但需让患者或其家属在自动出院的一栏上签字，同时如实做好护理记录，否则将会构成非法扣留的侵权行为。另一种是患者未付清医药费用就想出院，此时可以限制患者出走，但必须同时向行政、司法部门报告，尽量缩短扣留的时间。

（七）收礼与受贿

患者康复或得到了护理人员的精心护理后，出于感激的心理而自愿向护理人员馈赠少量的纪念性礼品，原则上不属于贿赂范畴，但若护理人员主动向患者或家属示意并收取大额的不义之财，则是犯了索贿、受贿罪。

（八）患者遗嘱处理

遗嘱是患者在意识到自己即将离开人世前的临终嘱咐。有的患者临终前，家属不在场，或因护士长期护理某患者而得到了该患者的信任，而要求护士作他的遗嘱见证人，此时护士已进入了涉及法律关系范围内的角色。护士应明确完成此项工作的程序，即见证人必须二人及以上共同目睹或聆听并记录护理对象的遗嘱；见证人当场签名，并证明遗嘱是该护理对象的；护理人员必须对遗嘱人当时的精神和身体状况做及时、准确的记录，以便日后在遗嘱发生争执时能够提供法律证明；若护理人员本人是受惠人，应婉言谢绝，否则应当回避。

（九）护生的法律身份

护生是正在学习护理专业的学生，尚不具备独立工作的权利。护生只能在执业护士的严密监督和指导下，为患者实施护理，否则他的工作被认为是侵权行为。如果在执业护士的指导下，护生因操作不当给患者造成损害，除本人负责外，带教老师要承担法律责任。护生如果未经带教老师批准，擅自独立操作造成患者的损害，护生应负法律责任。所以，带教老师必须严格认真带教，护生进入临床实习前，应该明确自己法定的职责范围。

（十）职业保险与法律判决

职业保险是指从业者通过定期向保险公司交纳一定数额的保险费，使其一旦在职业保险范围内突然发生责任事故时，由保险公司向受害者支付相应的赔偿。护士加入职业保险的优点是：

（1）保险公司可在政策范围内为护士提供法定代理人，以避免其受法庭审判的影响或减轻法庭的判决。

（2）保险公司可在败诉以后为护士支付巨额赔偿金，使其不致因此而造成经济上的损失。

（3）因受损害者能及时得到合适的经济补偿，而减轻自己在道义上的负罪感，较快达到心理平衡。

因此，参加职业保险可被认为是对护理人员自身利益的一种保护，它虽然不能摆脱护理人员在护理纠纷或事故中的法律责任，但可在一定程度上承担其为该责任所要付出的经济代价。目前世界上大多数国家的护士参加了这种职业责任保险。

医院作为护理人员的法人代表，对护理人员所发生的任何护理损害行为，应负有赔偿责任。当患者控告护士，法庭作出判决时，若医院出面承受这个判决，则对护士的判决常常可以减轻。因此医院也应参加保险，这样可使护理人员的职业责任保险效能大为增强。

案例分析

案例1：静脉推注呋塞米(速尿)30 ml导致患者发生严重的水电解质失衡和休克。

患者王某，男性，52岁。因“脑水肿”需要行脱水治疗，医生在开医嘱时误将静脉推注“呋塞米(速尿)30 mg”写成“呋塞米(速尿)30 ml”，当班护士是一个新护士，经验不足，并未对医嘱产生疑义，就去执行了。结果患者发生严重的水电解质失衡和休克。但由于医生的及时发现、及时处理，患者脱离了危险。

案例分析：从医嘱上来说，医生的本意是静脉推注“呋塞米(速尿)30 mg”但是由于误写成了“呋塞米(速尿)30 ml”。一个合格的护士本来应该具有足够的专业知识来判断医生开出的医嘱是错误的，但是由于知识和经验的不足导致其执行错误的医嘱。所幸医生及时发现采取措施，患者才脱离危险。在这起案例当中由于及时采取措施，才没有导致严重后果产生，此属于疏忽大意，但是如果该患者没有得到及时正确的处理而导致了死亡，则该护士将被追究法律责任，她将被起诉犯有渎职罪。

案例2：错用青霉素致过敏性休克死亡。

患者男性，66岁，因慢性支气管炎发作收入内科2号病室5床。住院后，经抗感染、对症治疗等，病情有好转。住院第3天下午4时许，治疗班护士做治疗时，未进行三查七对，误将同房间6床的青霉素80万U给5床患者肌内注射。推药大约0.2 ml时，护士自己发现打错了针，立即停止注射，但她既未向值班医生汇报，又没采取补救措施，接着到隔壁病房又给别的患者做治疗。2～3 min后，家属来反映5床患者心前区不适、发绀、呼吸困难，该护士立即请来医生抢救。查患者重度缺氧、抽搐、意识不清、血压测不到，给0.1%盐酸肾上腺素1 ml皮下注射，吸氧，静脉给强心剂、地塞米松，并进行人工呼吸、心脏按压等。但经多方抢救无效，于下午5时死亡。

案例分析：患者住院后，经治疗病情有好转，其突然死亡，显然是青霉素致过敏性休克所致。护士缺乏责任心，不认真执行查对制度，错将6床患者的药给5床注射，是事故的直接责任者。更为严重的是，当她发现用错药，却抱着侥幸心理，又不向医生汇报，因而拖延了对患者采取应急治疗的时机，以致造成无可挽回的后果。

小　结

护理法是由国家制定或认可的，用于规定护理活动及调整这些活动而产生的各种社会关系的法律规范的总和。护理立法有利于维护一切护理对象的权利、维护护理人员的权利、促进护理教育的发展、促进护理管理科学化的进程、保证护理人员具有良好的护理道德水准。护理立法以宪法为最高准则、符合本国护理实际情况、反映科学的现代护理观、显示法律特征、注意国际化趋势、维护社会护理活动。护理工作中应自觉守法和用法，重视护理行为中的潜在问题，依法规范护理行为，维护护理对象的权益，防止犯罪，遇到护理法律问题，用法解决纷争。

(钟　菲　文安华)

综合练习题

一、名词解释

1. 护理法　2. 侵权　3. 疏忽大意

二、选择题

A1 型题

1. 卫生法的主体是

A. 民法　B. 宪法　C. 行政法　D. 劳动法　E. 经济法

2. 世界第一部护理法产生于

A. 法国　B. 英国　C. 德国　D. 美国　E. 日本

3.《系统制定护理法规的参考指导大纲》制定于

A. 1910 年　B. 1925 年　C. 1934 年　D. 1948 年　E. 1968 年

4. 加强护理学科法制建设,协调与理顺各种问题主要靠

A. 重在规范　B. 提倡民主　C. 立足道德　D. 加强立法　E. 强化理念

A2 型题

5. 护生小王工作积极,当有患者需要输血时,她准备一人完成操作,带教老师及时阻止了她的行为,此主要原因是

A. 护生技能差,不能胜任　B. 护生不被患者接受　C. 护生无独立操作的权利　D. 带教老师体谅学生的辛苦　E. 带教老师不信任学生

6. 分清犯罪与侵权的关键是

A. 护士的态度　B. 家属是否起诉　C. 单位领导法律意识　D. 药物进入体内量的多少　E. 行为的目的与结果

7. 下列哪种情况属于犯罪

A. 热水袋过热烫伤患者

B. 护士把阿托品错发给患者,造成其口干

C. 护士给患者注射西地兰过量,导致患者死亡

D. 护士转抄医嘱未签名

E. 护士未及时观察患者的伤口

A3 型题

(8、9 题共用题干)6 床,刘某,男性,42 岁。因患肺结核,医嘱“链霉素 0.5 g 肌内注射,每日 2 次”,早班护士小李接到医嘱后

8. 没有及时执行,中班护士小黄上班后,经核对医嘱才发现,小李的行为是

A. 侵权　B. 犯罪　C. 渎职罪

D. 事故　　E. 无过错

9. 小黄抽好链霉素 0.5 g 准备给刘某进行注射时，患者反映，近期用了链霉素后出现耳鸣、听力下降，此时护士小黄应该

A. 严格执行医嘱　　B. 减少注射量　　C. 由患者决定

D. 向医生汇报，建议换药　　E. 改为口服

X 型题

10. 各国护理法主要包括

A. 总纲　　B. 护理教育　　C. 护理注册

D. 护理理念　　E. 护理服务

11. 下列哪些情况护士要承担法律责任

A. 护理记录的文件不完整、有错误

B. 窃取、盗卖麻醉药品

C. 对不明原因的疼痛患者给予止痛药造成了严重后果

D. 自动出院的患者在医疗文件的自动出院栏内签名后发生了问题

E. 未做皮试就注射青霉素，患者未出现反应

三、案例分析题

请分析以下 3 个案例，每个案例是否涉及违法？如果构成了违法行为，合法的处理方式是什么？

1. 患者男性，54 岁，1995 年 12 月 18 日在某医院手术治疗颈 5、6、7 椎间盘突出，术后病情反而加重，双上肢不全性瘫痪，双下肢完全性截瘫，大小便不能自控，生活不能自理。患方认为，其瘫痪原因与其颈椎前路减压植骨手术过程中损伤骨髓有关，并于 2001 年诉至法院。法院委托医疗事故鉴定。因病历 14 处涂改、添加，患方拒绝以此作为鉴定依据，导致医疗事故鉴定无法进行而终止。

2. 一位罗女士介绍，她在一家私立医院当护士，两年来一直要求签合同，但院方一拖再拖。近日，护士长告知她说，她和其他几位老护士都已被解雇，赶快退出位置让新人来接替。罗女士说，她们手上都没有劳动合同，没有证据证明是该院的员工。

3. 一位孩子母亲说，上午 8 点多，她抱着 3 个月大的孩子到市结核病控制研究所复查，“孩子出生时注射过防肺结核病的卡介苗疫苗，按规定，3 个月后要到医院检查体内有没有产生抗体。”这位母亲说，护士给她孩子注射后，她回到家，突然接到医院电话，说护士错把卡介苗疫苗当成检测抗体的药物注射进孩子身体，让她赶紧带孩子回医院。当天上午，负责注射的护士错将卡介苗疫苗当成了结核菌素注射进婴儿体内，导致婴儿被两次注射卡介苗疫苗。事后，该护士自行发现了所犯的错误，并向院方作出汇报。得知该情况后，院方当即召回该家长，及时给这孩子注射药物作了封闭，防止疫苗在孩子体内扩散。同时，研究肺结核病的专家从医学上向家长们解释说，儿童被二次注射疫苗后，注射处的皮肤可能会造成溃疡，留下瘢痕，但对全身健康并无影响。

（钟　菲　文安华）

第七章 护患间沟通

学习目标

1. 解释护患关系的概念和特征。
2. 熟悉护患关系的基本模式和基本过程。
3. 掌握促进护患关系的方法。
4. 说出沟通的基本要素和过程。
5. 讲解沟通交流的层次和方式。
6. 叙述沟通成功与否的判断标准。
7. 讨论影响护患沟通的因素。
8. 在老师指导下，能运用沟通交流技巧与患者有效沟通。

护患关系是一种以相互信任及相互尊重为基础的职业性关系。对护士来说，沟通是护理实践的重要内容，护患沟通及相互作用是产生护患关系的基础及必要过程，而在护患沟通及相互作用中又体现着一定的护患关系。护士只有运用良好的沟通技巧，与患者保持良好的护患关系，才能取得患者的信任，从而获得患者的全面信息，并以此为依据，为患者提供个体化的整体护理。

第一节 护患关系

在健康服务过程中会涉及多方面的人际关系，但其中最重要的是护士和服务对象之间的人际关系，即护患关系。它是整个护理保健服务过程中的关键因素之一，了解护患关系的内容及特征，对促进护患沟通，建立和谐的护患关系具有重要的意义。

一、护患关系的概念和特征

（一）护患关系的概念

护患关系是在护理过程中护士与服务对象之间形成和发展的一种工作性、专业性、帮助性的人际关系。护患关系有广义及狭义之分，广义的护患关系是指护理人员与患者及其家属、陪护人员、监护人的关系。狭义的护患关系是单指护理人员与患者的关系。

（二）护患关系的特征

1. 护患关系是专业性、帮助性关系　护患关系是以解决服务对象在患病期间所遇到的生理、社会心理、精神等方面的问题，满足服务对象需要为主要目的的一种专业性的人际关系。这种关系中的所有活动是以专业活动为中心，以保证服务对象的健康为目的。

2. 护患关系是一种以服务对象为中心的关系　护患关系的中心是服务对象的健康及

安全。一切护理活动及护患交往都必须以解决服务对象的护理问题为目的，以维护服务对象的健康为宗旨。护患关系的评价也应以对服务对象的作用及影响为标准。

3. *护患关系是一种互动关系* 护患关系要达到双方对健康知识产生共识，就必须有双方的互动。虽然在建立护患关系时双方都有各自的知识、感觉、态度、社会文化背景、健康与疾病等方面的特殊经验，但随着双方围绕服务对象康复的互相接触、互相影响等互动过程，护患双方会出现一定程度的改变及发展。

4. *护患关系是一种治疗关系* 在日常生活中，良好的人际关系能使人心情舒畅，有利于身体健康；不良的人际关系，就会使人产生愤怒、焦虑等负性情绪，损害人的身心健康。许多身心疾病的发生都与不良的人际关系有关。人际关系的这种双重作用，在护患关系中的表现尤其突出。经研究证明，良好的护患关系能有效地消除或减轻服务对象来自于疾病、诊疗护理、环境及人际关系等多方面的压力，有利于促进服务对象的康复，因此护患关系本身具有治疗性质。

5. *护患关系是一种多方位的人际关系* 护患关系不完全局限于护士与服务对象之间，它涉及医疗护理过程中多方位的人际关系。医生、家属、朋友、同事等也是护患关系中的重要组成部分。这些关系会从不同的角度，以多方位的互动方式影响护患关系。

6. *护患关系是一种工作关系* 与其他的人际关系不同，护患关系是护理工作的需要，护士与服务对象之间的人际交往是一种职业行为。不管面对何种身份、性别、年龄、职业、素质的服务对象，处于工作需要，护士都要与服务对象建立并保持良好的护患关系。要求护士对所有的服务对象一视同仁，真诚地给予帮助，以满足服务对象的健康需要。由于是一种工作关系，护患双方应避免过度的情感卷入，以免影响护士的工作效率，甚至个人生活。

7. *护患关系是一种短暂性的人际关系* 护患关系是服务对象在接受护理服务过程中存在的一种人际关系，一旦护理服务结束，一般这种关系就会结束。

二、护患关系的基本模式

根据护患双方在共同建立及发展护患关系过程中所发挥的主导程度、各自所具有的心理方位、主动性及感受，可将护患关系分为3种基本模式。

（一）主动—被动型

这是一种最常见的单向性的，以生物医学模式及疾病的护理为主导思想的护患关系模式。其特征为“护士为患者做什么”，护士在护患关系中占主导地位，护士的权威不会被患者怀疑，患者一般也不会提出任何异议。

这种模式主要适用于某些难以表达主观意志的患者，如危重、昏迷、休克、全麻、有严重创伤、精神病患者及婴幼儿等。一般此类患者部分或完全地失去了正常的思维能力，无法参与意见，需要护士发挥积极主动作用。护患关系在健康需求中是照顾与被照顾的关系。

（二）指导—合作型

这是一种微弱单向性的，以生物-心理-社会医学模式及疾病的护理为指导思想的护患关系模式。其特征为“护士教会患者做什么”，护患双方在护理活动中都是主动的，但护士的权威在护患关系中仍然起主动作用，患者的主动是以执行护士的意志为基础，患者向护士提供有关自己疾病的信息，同时也可以就治疗和护理提出自己的意见。

这种模式主要适用于急性病患者的护理。一般此类患者神志清楚，但病情重，病程短，对疾病的治疗和护理了解少，需要依靠护士的指导，以便更好地配合治疗和护理。此模式需要护士有良好的护患沟通及健康教育技巧，帮助患者早日康复。护患关系是促进健康活动中的合作者关系。

（三）共同参与型

这是一种双向性的，以生物-心理-社会医学模式及健康维护为中心的护患关系模式。其特征是"护士帮助患者做什么"，护患双方共同参与护理措施的决策和实施。在这种模式中，护患双方是平等的，互相尊重，互相学习，互相协商，护士与患者共同分担风险，共享护理成果。

这种模式主要适用于慢性病患者和受过良好教育的患者。他们对自身的疾病及相应的治疗护理有一定的了解，需要护士提供更多的信息和指导，并设身处地地为患者着想，尊重患者的自主权，给予充分的选择权，以帮助患者恢复在长期慢性疾病过程中丧失的信心和自理能力。护患关系是在自护活动中权利同等关系。

三、护患关系的基本过程

护患关系是一种以服务对象康复为目的的特殊人际关系，其建立与发展并非由于护患之间相互吸引，而是护士出于工作需要，服务对象出于康复需要而建立起来的一种工作性的帮助关系。因此，护患关系的建立既遵循一般的人际关系建立的规律，又与一般的人际关系的建立及发展有一定区别。良好护患关系的建立与发展一般分为以下3个阶段：

（一）观察熟悉期（初期）

此期是服务对象与护士初期的互相接触阶段。护患关系初期的主要任务是与服务对象之间建立互相了解及信任关系。护患双方在自我介绍的基础上从陌生到认识，从认识到熟悉。护士此阶段需要向服务对象介绍病区的环境及设施，医院的各项规章制度，与治疗及护理有关的人员等。护士也需要初步收集有关服务对象的身体、心理、社会文化及精神方面的信息及资料。在此过程中，护士与服务对象接触时所展现的仪表、言行及态度和工作中表现的爱心、责任心、同情心等构成的第一印象，都有利于护患之间这种信任关系的建立。

（二）合作信任期（工作期）

护士与服务对象在信任的基础上开始了护患合作。此期的主要任务是应用护理程序以解决服务对象的各种身心问题，满足服务对象的需要。因此护士需要与服务对象共同协商制定护理计划，与服务对象及有关人员合作完成护理计划，并根据服务对象的具体情况修改及完善护理计划。在此阶段，护士的知识、能力及态度是保证良好护患关系的基础。护士应该对工作认真负责，对患者一视同仁，尊重服务对象的人格，维护服务对象的权利，并鼓励服务对象充分参与自己的康复及护理活动，使服务对象在接受护理的同时获得有关的康复知识，逐渐达到自理及康复。

（三）终止评价期（结束期）

护患之间通过密切合作，达到了预期的护理目标，服务对象康复出院时，护患关系将进入终止阶段。护士应该在此阶段来临前为服务对象做好准备。护士需要进行有关的评价，如评价护理目标是否达到、服务对象对自己目前健康状况的接受程度及满意程度、对所接受的护理是否满意等。护士也需要根据服务对象的具体情况制定出院计划或康复计划，以保证护理的连续性，预防服务对象在出院后由于健康知识缺乏而出现某些并发症。护士在为服务对象康复而高兴、愉快地终止护患关系。

四、促进护患关系的方法

良好的人际关系是人心理健康的重要标志之一。护理工作的目的是最大程度地帮助患者保持健康、恢复健康、减轻痛苦或安详地逝去。良好的护患关系，不仅可以帮助服务对象战胜疾病，恢复身体健康，而且对保障及恢复服务对象的心理健康有重要的意义。因此护士必须掌握促进良好护患关系的方法及技巧。

（一）创造建立良好护患关系的氛围及环境

护士应积极为服务对象营造一个关怀、温暖的氛围，充分尊重服务对象的权利及人格，平等地对待每一位服务对象，使服务对象感到被接纳和理解；同时护士还应努力创建一个有利于服务对象早日康复的和谐、安全、支持性的护理环境，使护理对象在接受治疗及护理服务过程中保持良好的心理状态，尽可能地发挥自己的潜能，最大限度地参与治疗、护理及恢复健康的活动。

（二）与服务对象建立充分信任的关系

信任感的建立是良好护患关系的前提。它有助于交往的双方产生安全感，同时可以让人能够真诚、坦率地表达自己的价值观、感情、思想及愿望。护士在护理过程中，应注意通过自己的责任心、爱心、同情心及耐心建立充分信任的关系，以发展良好的护患关系。

（三）良好的沟通技巧

护患关系的建立与发展，是在双方沟通过程中实现的。有效地沟通利于良好的护患关系的建立，而缺乏沟通或无效的沟通则会导致护患之间产生误解或冲突。因此良好沟通技巧是建立及促进护患关系的基础。护士可以通过语言及非语言的沟通技巧，与服务对象进行有效地沟通，从而使护士了解更多有关服务对象的健康状况、心理感受等方面的信息，更好地满足服务对象的需要。同时通过双方良好的沟通交流，增加彼此的了解及信任，促进护患关系的发展。

（四）热情周到的服务，健康的工作情绪

服务热情、细致、耐心、周到，是建立良好护患关系的重要保障。如热情地接待每一位新入院的患者；细致地讲解病区环境、住院规章制度以及疾病的相关知识；耐心解答患者提出的疑问；对患者的合理需求要及时周到解决等。在工作中要时刻注意自己的情绪，不要将不良的情绪因素带到工作中。要理解服务对象角色所承受的社会心理负担，减少服务对象的角色冲突，促进服务对象的角色转换。

（五）丰富的理论知识、过硬的操作技术

丰富的理论知识、过硬的操作技术，是建立良好护患关系的重要保证。患者希望了解所患疾病的诊断、治疗、护理及治愈后的相关知识，这些知识的获得需要护士用扎实的理论为患者讲解。另外，患者不但希望有热情地服务，更希望护士有一流的操作，高超的技术，以增加患者对护士的信赖，使护患关系更加融洽。

第二节 沟通的概述

“沟通”又称交流，是指人与人之间交换意见、观点、情况或感情的过程，是将一系列信息从一个人传递到另一个人的双向过程。沟通是人类与生俱来的本能，是一个复杂的过程。在这个过程中不仅要传递信息的内容，而且要判断信息的意义。在信息社会，人们每天都在进行信息沟通，沟通已经成为社会生活中一个重要的组成部分。

一、沟通的基本要素和过程

沟通是一动态、多维而复杂的过程，由不同要素组成。完全的沟通过程由以下6个要素构成：

（一）信息发出者

即沟通的主动方，发出信息的人。当信息发出者产生沟通的需要和愿望时，他将自己所受到的客观事物的刺激以及自己的反应转化为对方可以理解的方式传递出去。这种转化过程受个人教育、价值观念、生活背景、表达能力等因素影响，同一个意思，不同的人表达的方式可能相距甚远。同时信息发出者的位置不是不变的，他经常和信息接收者的位置互换。

（二）编码

信息发出者将希望表达的思想、感情、意见和观点等，由模糊的、抽象的概念转变为信息接收者可以理解的清晰的、具体的概念，以利于传递。其种类是多样的，它可以是语言、文字、图形、表情、动作等。

（三）信息的传递

信息的传递是指信息发出者所选择的传递途径。他必须是信息接收者所能接受到的，通常是与感官通路如视觉、听觉、触觉、味觉、嗅觉等相关。如语言、声音信息通过听觉渠道传递；表情、动作等信息通过视觉渠道传递；握手、拥抱等信息通过触觉渠道传递。

一般来说，在沟通交流过程中，信息发出者在传递信息时使用的途径越多，对方越能更多、更快、更好地理解这些信息。美国护理学家罗杰斯(Rogers)1986年的研究表明：单纯听过的内容能记住5%，见到的内容能记住30%，讨论过的内容能记住50%，亲自做过的事情能记住75%，教给别人做的事情能记住90%。由此可见，护理人员在与患者沟通交流的过程中，应尽量使用多种信息传播途径，以增强护患沟通的效果。

（四）译码

信息接收者将接受到的信号进行理解。

（五）信息接收者

即沟通的被动方，获得信息的人。对信息发出者所传递的信息进行译码并加以理解的人。这一过程受信息接收者的经验、知识、才能、个人素质、价值观、心理状态及对信息发出者的看法、期望等因素影响。

（六）反馈

反馈即沟通双方彼此间的回应。一次沟通完成，实际上要经过双方多次的反馈才能达到期望的效果。只有当信息发出者所发出的信息和信息接收者所接受的信息相同时，沟通才是最有效的。在护患沟通中，护士应注意主动提供反馈，这是对患者的尊重，也是在鼓励和支持患者继续沟通；同时也要注意接收来自患者的反馈，以便获得准确信息。

沟通过程是一个动态的、连续的、不断变化的双向互动的过程，这就形成了一定的信息交流模式，如图7-1。

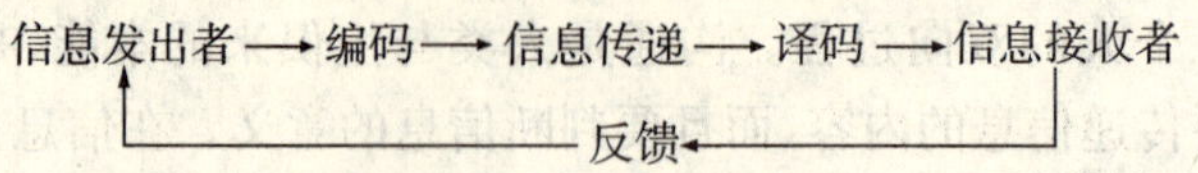

图 7-1　沟通过程示意图

在沟通发生之前，信息发出者首先将存在于头脑中的一些观念、思想、知识等信息转换为信号的形式，如语言、文字、图形、表格等，然后通过媒介物，将信息传递给信息接收者，由信息接收者将接收到的信号翻译回来。这样信息就从一个人传递到另一个人。信息接收者通过反馈来核实信息内容的准确性，将信息交流进行下去。在沟通过程中信息发出者与信息接收者的角色，在不断地互换。沟通过程是一个循环的过程。

二、沟通的层次

美国护理专家鲍威尔(Powell)认为，沟通可以分为 5 个层次：礼节式沟通、陈述式沟通、交流各自的想法和判断、分享感受和尖峰式沟通。随着这 5 个层次的不断递进，希望与沟通对象分享感觉的程度和信任度越来越高。

(一) 礼节式沟通

礼节式沟通也称为一般性交谈，是沟通的最低层次。在这一层次的沟通中，双方只谈论一般的、肤浅的、应酬性的话题，如有关天气或问候类的话语。此类沟通没有实质性的内容，使人感到安全、放松，为进一步沟通做铺垫，有助于打开局面和建立友好关系。护士初次见到患者，一般从礼节式沟通开始，如"您好，欢迎您到我们病房。"

(二) 陈述式沟通

陈述式沟通是一种客观地叙述事实的沟通，不参与个人意见或涉及个人感情和私人关系，只需要将沟通中的信息或内容准确地传达给对方。如护理查房过程中，责任护士叙述患者的发病过程，患者向医护人员陈述自己的病情等。这一层次的沟通，应注意鼓励对方陈述而不要随意打断对方的讲话。

(三) 交流各自的想法和判断

这是一种除了沟通信息，还交流个人想法及判断的沟通层次。这种层次的沟通建立在相互有一定的信任感的基础上，希望告知对方自己的想法及判断，并与对方分享，以达到互相理解的目的。如护理工作中，患者就一些治疗方案及护理措施的看法与护士交流。

(四) 分享感觉

当人们在分享感受的层次上进行沟通时，双方已产生了比较深入的信任感和足够的安全感，自愿地把自己内心的感受告诉对方，与对方分享。如一位盆腔肿瘤的患者，得知病理检查结果为"良性肿瘤"，一见护士长就高兴地将这一结果告诉了她，护士长也由衷地高兴。

(五) 尖峰式沟通

尖峰式沟通是沟通的最高层次，是沟通的双方达到短暂的、一体化的感觉，即不用对方说话就知道他的体验和感受。它是沟通双方分享感觉程度最高的，也是沟通交流所期望达到的最理想境界。

在护患沟通过程中会出现各种层次的沟通，护理人员应尊重患者对沟通层次的选择，鼓励并促进与其进入更高层次的交流，以了解患者的内心的真实想法。同时应经常评估自己的沟通方式，不断调整和改进，以增进护患交流，提高患者满意度，详见图 7-2。

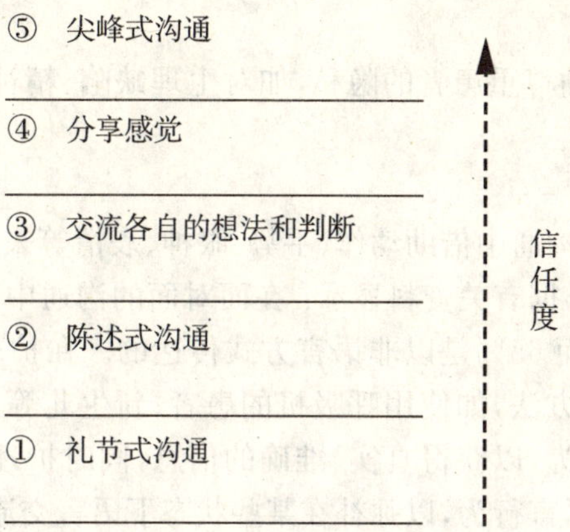

图7-2　沟通的层次与信任度成正比

三、沟通的方式

按照沟通的方法不同,可将沟通交流分为语言性沟通和非语言性沟通。简单的沟通分类见图7-3。

- 沟通
  - 语言沟通
    - 有声语言沟通(口语等)
    - 无声语言沟通(书面语等)
  - 非语言沟通
    - 表情体态(仪态服饰、面部表情、动作姿态等)
    - 人体触摸(握手、抚摸、拥抱等)
    - 空间环境(空间、距离、环境信息等)

图7-3　沟通分类示意图

(一) 语言性沟通

使用语言、文字或符号进行的沟通称为语言性沟通。可细分为书面沟通及口头沟通两种形式。

1. 书面沟通　以文字及符号为传递信息工具的交流方法,一般比较正式、准确、具有权威性、同时具有备查功能。书面沟通包括阅读、写作、备忘录、协议等形式。临床上,医院里的导诊牌、入院须知等,也可视为书面沟通方式;书面言语沟通有时也被采用,如同聋哑患者间的沟通。

2. 口头沟通　以言语为传递信息工具,是人们最常用的交流方式,包括听、说、交谈、演讲等。口头沟通交谈是护患间交流思想和感情的主要方式。口头沟通一般具有反馈快、弹性大、双向性和不可备查性等特点。它可以清楚、迅速、直接传达信息,表达情感。护理人员的语言美,不仅是医德问题,而且直接关系到患者的生命与健康。因此护理人员一定要注意自己的语言修养,不但要尽可能做到词汇通俗易懂、语义准确、语音清晰、语法规范、语调适宜、语速适当,还要熟悉民间俚语,讲究沟通技巧,善于用患者能听懂的语言同患者交往。护理语言的要求如下:

(1) 规范性:语言内容要严谨、高尚、符合伦理道德原则,具有教育意义。语言要清晰、温和,措辞要准确达意,语调要适中,交代护理意图要简洁、通俗、易懂。

(2) 情感性:将对患者的爱心、同情心和真诚相助的情感融化在语言中,良好的语言能给患者带来精神上的安慰。

(3) 保密性：护士必须尊重患者的隐私，如对生理缺陷、精神病、性病等要保密，患者不愿陈述的内容不要追问。

(二) 非语言沟通

非语言沟通是一种在沟通中借助动作、手势、眼神、表情等来帮助表达思想、感情、兴趣、观点、目标及用意的方式。据有关资料显示：在面对面的沟通中，具有社会意义的信息仅有不到35%来自语言文字，而65%是以非语言方式传达的。在护理工作中，某些情况下非语言沟通是获得信息的唯一方法，如使用呼吸机的患者、新生儿等。因此，护理人员要善于观察和理解患者的非语言行为，以获得真实、准确的信息，同时护理人员在与患者交流的过程中，应恰当好处地应用非语言行为，以弥补在某些状态下语言交流的不足。

非语言沟通中应注意以下各方面：

1. 环境安排　环境安排间接地表达了信息发出者对沟通的重视程度。环境包括物理环境及人文环境。物理环境包括建筑结构、空间的布置、光线、噪声的控制等。而人文环境包括是否需要由他人在场，环境是否符合沟通者的社会文化背景，是否保护患者的隐私等。

2. 空间距离及个人的空间位置　美国心理学家罗伯特·索默认为，每个人都有一个心理上的个体空间，这个空间像一个无形的气泡，是个人为自己划分出的心理领地。人们在社会交往过程中，会注意对方及自己的心理领地，也就是注意与对方的空间距离感。人们根据自己的情感、交流的内容、双方关系的性质及交流时的互相影响选择距离。医护人员应保持对距离的敏感性，在交流中注意距离的有效性和舒适感所起到的作用。

相关阅读

距　离

美国人类学家爱德华·霍尔将人际沟通中的距离分为4种：①亲密距离：是人际沟通中最小的间隔或无间隔的距离。一般为15 cm左右。彼此可以肌肤相触，甚至可以感受对方的体温、气味、气息。这种距离一般在社交场合较为少见，主要在极亲密的人之间或护士进行某些技术操作时应用，主要用于进行治疗或传达非常秘密的信息或亲密的感情，所用的语调为低声细语。如果不是用于治疗或非常亲密关系的人，在沟通中进入这种空间，会引起反感及冲突。②个人距离：人际间沟通时稍有分寸感，可以友好沟通的距离。一般为50 cm左右，主要传达个人的或秘密的信息，低语调。一般熟人及朋友可以进入这种空间距离进行沟通。③社会距离：是一种社交性的或礼节性的较为正式的关系，一般距离为1.2～3.7 m。这种距离往往为双方庄重的交往创造条件。社交距离的人一般说话响亮而自然，使用正常声音。传达非个人信息，交谈的内容较为公开而正式。④公众距离：是一种大众性、群体性的沟通方式。一般距离为3.7 m以上，用于发表演讲或讲课，声音要超出正常范围，或使用扩音设备。

个体的空间距离范围有一定的伸缩性，不同的人、不同的环境条件下，个体空间距离的变化很大，它取决于对方的文化背景、亲密及了解程度、社会地位及性别差异等。

3. 仪表　是指人的容貌形态和服饰打扮。仪表会向沟通的对方显示其社会地位、身体健康状况、职业、文化修养、自我概念及宗教信仰等信息。仪表同时也会影响沟通双方的互相感知、第一印象及接受程度。

相关阅读

何谓第一印象

第一印象是指个体在第一次与他人接触时，根据对方的外表、神态、言谈、行为所得的综合性判断。构成第一印象的重要成分是性别、年龄、身材、发型、容貌、服饰、表情、态度等偏于外在的表现。认知者从被认知者那里接受到信息之后，通过联想、想象和推理等一系列心理活动，对这些信息进行主观的加工处理，从而形成了对被认知者的综合性印象，这便是“第一印象”，也称为“初次印象”。

4. 面部表情和眼神　面部表情是非语言沟通中最丰富的源泉。人类的面部表情主要可以分为以下 8 类：感兴趣—兴奋；高兴—喜欢；惊奇—惊讶；伤心—痛苦；害怕—恐惧；害羞—羞辱；轻蔑—厌恶；生气—愤怒等。面部表情对人们所说的话起着解释、澄清、纠正和强化的作用，也是测量人情绪的客观指标之一。面部表情中最能传神的是眼睛。眼神主要用于表达感情，控制和建立沟通者之间的关系。在沟通过程中，可以通过目光接触，表示尊重对方并愿意倾听对方的讲述。通过目光接触还可以观察沟通对方的一些非语言表示。

5. 身体姿势　包括手势及其他身体姿势，它体现了一个人沟通时特定的态度及当时所含的特定意义。手势可以用来强调或澄清语言信息。手势和其他非语言行为结合起来可以代替语言信息。身体的姿势可以反映一个人的自我感觉、情绪状态及身体健康等状况。

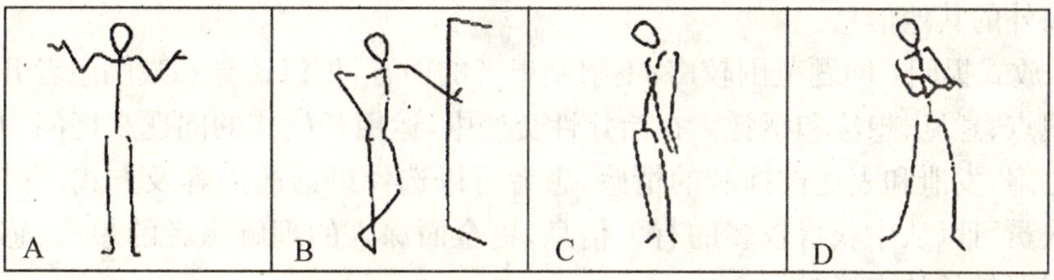

图 7-4　4 种身体姿势示意图

图注：A. 表示漠不关心、无可奈何、疑惑等；B. 表示自满、厌烦、漫不经心；C. 表示扭捏、害羞、谦恭等；D. 表示傲慢、惊奇、怀疑等。

6. 触摸　触摸可以传递温暖和关怀的感觉。尽管触摸有许多积极的作用，但在有些情况下，触摸也可有负面影响。因此，应根据性别、社会文化背景、双方的关系及不同国家民族的礼节规范和交往习惯等区别使用。医护人员在运用触摸技巧上，要保持敏感和谨慎，应注意：①根据不同情景采取不同的触摸形式；②根据患者特点，采取其易于接受的触摸形式；③根据沟通双方关系的程度，选择合适的触摸方式。

四、沟通的技巧

（一）倾听

倾听是指全神贯注的接收和感受对方在交谈时所发出的全部信息（包括语言和非语言的），并试图理解所传达的信息。倾听并不是简单的听别人的讲话，要注意对方词语的选择，注意其语调、流畅程度、面部表情、身体姿势及动作等。同时在倾听时使用一些非语言行为和简单的应答，来显示自己的全神贯注，以使对方畅所欲言。

有效的倾听要遵循以下原则：①对于倾听所需的时间要有充分的估计和准备。②集中注意力，排除干扰因素。如视线保持接触；可采取舒适放松的坐姿，稍向对方倾斜；保持合适的距离，面向对方等。③不要随意打断对方的诉说，避免分散注意力的举动。如不时地看表，让对方感觉你有别的事要忙等。④不要急于做出判断和评论。⑤注意对方的非语言表现。⑥仔细体会弦外之音。⑦用心地倾听对方的交谈，并主动做出反应或反馈。如适时的微微点头或应答"我懂"，"嗯"，附和对方所说的话，可表示自己正在专注地听，对方受到鼓励，会更详细地说出自己的感受。

（二）交谈

交谈是护士与患者沟通的一种重要手段，是护患双方围绕与服务对象健康有关的内容进行的有目的性地工作会谈。要求护士对交谈的时间、地点、目的、内容及形式进行认真的组织、安排及计划，并实施好计划，评价会谈的效果。在交谈中要注意以下技巧。

1. *提问* 提问在护患交谈中具有十分重要的作用，它不仅是收集和核实信息的手段，而且可以引导交谈围绕主题展开。善于提问是一个有能力护士的基本功。提问的准确性，将决定收集资料的有效性。提问一般分为封闭式提问和开放式提问两种类型。

（1）封闭式提问：是一种将患者的应答限制在特定的范围之内的提问，患者回答问题选择性较小，甚至只要求回答"是"或"不是"。封闭式提问的优点是：患者能直接坦率地做出回答，使医护人员能迅速获得所需要的和有价值的信息，节省时间。其缺点是：回答问题机械死板，患者得不到充分解释自己的想法和情感的机会，缺乏自主性，医护人员也难以获得提问范围以外的其他信息。

（2）开放式提问：问题范围较广，不限制患者的回答，可以诱导和鼓励患者开阔思维，说出自己的观点、意见、想法和感觉。在治疗性交谈中，运用开放式的问题来提问，有利于诱导患者开启心扉、发泄和表达被抑制的情感，患者可以选择讲话的内容及方式，有较多的自主权。医护人员可以从中获得较多的有关信息，更全面深入的理解患者的想法、感情和行为。其缺点是需要较长的交谈时间。

封闭式提问和开发式提问在交谈中常常交替使用。但要注意每次提问一般应限于一个问题，回答完后再提第二个问题，如果一次提几个问题要患者回答，会使患者感到困惑，不知先回答哪个问题才好，甚至感到紧张、有压力，不利于交谈的展开。

2. *核实* 核实是指护士在交谈过程中，为了校对自己理解是否准确所采取的技巧。在交谈中，核实是一种反馈机制。通过核实患者可以知道护士正在认真地倾听自己讲述，并理解其内容。具体方法有：复述和澄清。

（1）复述：重复对方谈话的内容和所说的话。可鼓励对方诉说的自信心，使对方有一种自己的诉说受到别人重视的感觉，从而受到鼓励。

（2）澄清：目的是对于对方陈述中的一些模糊的、不完整的或不明确的语言提出疑问，以取得更具体、更明确的信息。澄清常常采用的说法如"请再说一遍"、"根据我的理解，您的意思是……"等等。澄清有助于找出问题的原因，加强表达信息的准确性。

3. *反应（释义）* 反应是一种帮助患者领悟自己真实情感的交流技巧，也称"释义"。护士通过专注和移情的倾听，领悟患者真实情感和思想，通过反应把对方的言外之意表达出来，从而能顺利地继续交谈。因此，反应是护士向患者表达共鸣和反响的极好方式。

（三）幽默

幽默是人际间的润滑剂，恰当地使用幽默，能使双方在和谐愉快的气氛中充分发挥沟通的效能。有时当人际沟通陷入僵局状态时，幽默的使用能打破僵局，缓解人际交往中的对峙气氛。

（四）沉默

恰当的沉默会给对方充分的思考及调整的时间和机会，使人能够充分宣泄自己的感情，并调节沟通的气氛。因此，沉默的时机及时间的选择一定要恰如其分，否则会使对方认为是不耐烦的表现。

（五）自我表白

自我表白是在沟通过程中，自愿而有意地把自己的真实情况告诉他人，也称为“自我暴露”。自我表白是人与人之间情感建立和发展的重要途径之一。恰当的自我表白给人以亲切感。自我表白必须是自愿的、有意的、真实的、相互的。自我表白的时机、意愿、量、深度、真实性随沟通内容、沟通场合及对象的不同而有一定的差异。如对好朋友的暴露与对一般人的暴露不同。

相关阅读

移情的概念

移情就是用对方的眼光去观察事物，从对方的角度去感受世界，理解问题，从而体味和理解对方的思想感情，是促进双方信任关系的有效策略之一。

五、沟通成功与否的判断标准

语言和非语言沟通是否成功，可用路易斯（J. Ruysch）提出的反馈及时、反应恰当、高效应及灵活性 4 个标准来判断。

1. 反馈及时　是指沟通一方能及时地把信息引起的效应反馈给对方。它要求医务人员在听懂患者的谈话后，及时地把语言引起的效应反馈给患者，使双方对谈话的含义得以确认、扩展或者修正。

2. 反应恰当　是指接受信息时，理解与反应符合实情，与输送的信息没有偏差。它要求医务人员对患者的谈话的反应准确、恰当，与患者输送的信息相吻合，没有误差。既不会因反应太强而造成患者难以接受，也不会因反应太弱而被患者忽视。

3. 高效应　是指沟通信息简单明了，主题突出，没有使对方不易理解的术语。它要求医务人员在沟通时应使用尽量简明且主题明确的语言，避免使用让对方难以理解的专业术语或口头语，以保证沟通的高效应。

4. 灵活性　是指沟通过程自然流畅，不拘谨，不放任，因势利导把握方向。它要求医务人员在沟通中要做到既不拘谨，也不放任，及时、灵活地提示患者，并对交谈的内容做必要的指导，从而有利于沟通的成功。

第三节　护患沟通

对护士来讲，沟通是护理实践中的重要内容，有着特殊的工作含义。护士只有运用良好的沟通技巧，才能取得服务对象的信任，从而获得有关服务对象的全面的信息，并以此为依据，为服务对象制定个体化的护理计划，以满足服务对象生理、社会心理、精神文化等多方面的需要，促进服务对象早日康复。

一、护患沟通

（一）护患沟通的概念

护患沟通是护士与患者之间的信息交流及相互作用的过程。交流的内容是与患者的护理及康复直接或间接相关的信息，同时也包括双方的思想、感情、愿望及要求等方面的沟通。

（二）护患沟通的目的

(1) 建立良好的护患关系。

(2) 收集资料，为制定护理计划提供依据。

(3) 促使患者参与治疗和护理。

(4) 提供健康知识，提高其自我护理能力。

(5) 为患者提供社会支持。

（三）一般性沟通与护患沟通的区别

见表7-5。

表7-5　一般性沟通与护患沟通的区别

	一般性沟通	护患沟通
目的	加强了解，建立关系，增进友谊	了解患者情况，确定患者问题
位置	双方平等	以患者为中心
结果	可有可无	建立良好的护患关系，促进患者康复
场所	无限定	医疗机构
内容	无限定	与健康有关的护理学范畴内的信息

二、影响护患沟通的因素

融洽和谐的护患沟通，可保证护理活动的顺利进行，提高护理质量。而护患沟通失败，则可导致护患关系紧张，产生矛盾、怨恨，轻者影响疗效，给患者带来不应有的损失；重者产生医疗纠纷，甚至引起法律诉讼。因此，为了保证护患沟通的成功率，必须了解影响护患沟通的因素。影响护患沟通的常见因素有以下几点。

（一）个人因素——信息发出者和接受者

个人因素范围较广，既有生理性的因素，也有心理、社会性的因素。其中与沟通有较密切关系的因素包括：

1. 生理因素的影响　例如暂时性的生理不适，像疼痛、气急、饥饿、疲劳等，会使沟通者难以集中精力而影响沟通。当这些生理不适消失后，沟通就能正常进行。永久性的生理缺陷，则会长期影响沟通，如感官功能不健全（听力不足、视力障碍，甚至是聋哑、盲人等）、智力发育不健全（弱智、痴呆等）。与这些特殊对象进行沟通便要采取特殊的方式，如加大声音强度和光线强度，借助哑语、盲文等。

2. 情绪状态的影响　沟通者处于特定情绪状态时，常常会对信息的理解"失真"。例如当沟通者处于愤怒、激动状态时，对某些信息的反应常会过分(超过应有限度)，甚至误解；当沟通者处于悲伤、焦虑状态时，对某些信息的反应常会淡漠、迟钝(达不到应有程度)，也会影响沟通。

3. 个人特征的影响　现实中每个人都会因其生活环境和社会经历的不同而形成各不相同的心理、社会特征。许多特征都会不同程度地对人际沟通产生影响。

(1) 性格特征的影响：例如两位性格都是很独立、主观性又很强的人，互相沟通往往不容易建立和谐的沟通关系，甚至会发生矛盾冲突。而独立型性格的人与顺从型性格的人互相沟通，则常常会因为“性格互补”而建立良好的沟通关系，有利于沟通的顺利展开。一般来说，与性格开朗、大方、爽快的人沟通比较容易，而与性格内向、狭隘、孤僻、拘谨的人沟通。往往会遇到较多困难。

(2) 认知差异的影响：由于个人经历、教育程度和生活环境等不同，每个人的认知范围、深广度，以及认知涉及的领域、专业等都有差异。一般来说，知识水平越接近，知识面重叠程度越大(例如专业相同或相近)，沟通时越容易相互理解。知识面广、认知水平高的人，比较能适应与不同认知范围和水平的人进行沟通。

(3) 文化传统的影响：文化的发展具有历史的延续性。不同地域、不同民族的文化在长期的发展中形成了许多鲜明地域性和民族性的特征，从而形成特定的文化传统。这种文化传统的影响定势，总是在左右着每个人的行为，形成他们既有共性又有个性的“文化”特征。一般来说，文化传统相同或相近的人在一起会感到亲切、自然，容易建立相互信任的沟通关系。当沟通关系双方文化传统有差异时，理解并尊重对方的文化传统将有利于沟通；反之将对沟通产生不利影响。

(4) 沟通能力的影响：例如有的人口才很好而写作不行，口头交流时头头是道，但书面交流则困难重重；有的人则正好相反。另外，像口齿不清、地方口音重、不会说普通话、书面记录速度慢等等，也属于沟通技能方面的问题，亦会影响沟通效果。

(二) 环境因素

1. 物理环境　主要是指环境的舒适度，包括温度、湿度、光线、通风、噪声等。

(1) 嘈杂声的干扰：如门窗开关的碰击声、邻街的汽车和叫卖声、邻室的音响声、各种机械噪声，以及与沟通无关的谈笑声等。

(2) 环境氛围的影响：如房间光线昏暗，沟通者便看不清对方的表情；室温过高或过低，及难闻的气味等，会使沟通者精神涣散，注意力不集中；单调、庄重的环境布置和氛围，有利于集中精神，进行正式而严肃的会谈，但也会使沟通者感到紧张、压抑而词不达意；色彩鲜丽活泼的环境布置和氛围，可使沟通者放松、愉快，有利于随意交谈和促膝谈心。

2. 社会环境　主要是指环境的隐私性和安全性。凡沟通内容涉及个人隐私时，若有其他无关人员在场，缺乏隐私条件，便会干扰沟通。无关人员回避的安静场所，则有利于消除顾忌、畅所欲言。

(三) 沟通技巧的因素

在护患沟通中，不恰当的沟通技巧会导致信息传递途径受阻，甚至产生信息被完全扭曲或沟通无效等现象，从而影响或破坏护患关系。因此，护患沟通应尽量避免以下不良的沟通方式：

1. 突然改变话题　在沟通过程中，如果提出无关的问题突然改变话题，或转移谈话的重点,会阻止患者谈出有意义的东西。

2. 主观判断或说教　在沟通过程中使用一些说教式的语言,如护士对患者说"你不该这么说",使患者感觉自己的感受并不为护士所关注,失去与护士谈话的兴趣。

3. 虚假的、不适当的保证　当患者表示对病情、治疗或护理措施恐惧或焦虑时,护士为了宽慰患者或使患者受到鼓励,轻率地做出一些虚假的、与事实不符的保证,这样做的效果会适得其反。

4. 过早的表达个人判断　护士如果在沟通中没有经过思考,很快对一个问题做出回答,并轻易地就某事进行个人判断,患者会明显感受到护士的主观和武断,阻断患者感情及交流信息的表达,使护士对患者的了解无法深入。

5. 贬低患者的感情　对患者的感受表示不以为奇,否定他的重要性,会使患者感到自己不被重视。

6. 言行不一　护士的语言及非语言表达不一致,会使患者产生误解,或从护士的表情来猜测自己的病情,而产生沟通障碍。

三、与特殊患者的沟通技巧

在护理工作过程中,会碰到各种各样的服务对象。每个服务对象所患的疾病不同,个人的经历、文化背景、宗教信仰等也有一定的差异。服务对象患病后的表现千差万别,即使有时患相同疾病的人,患病后也有不同的表现方式。有些服务对象会出现一些特殊的反应,需要护士应用沟通技巧,灵活地与此类服务对象沟通。

(一) 发怒的患者

护士有时会面对一些发怒的患者,他们要求苛刻,稍有不满意就会发脾气、指责别人,有时还会无端仇视周围的人,甚至会出现一些过激行为。如拒绝治疗、护理,大声喊叫,拔掉输液管或破坏治疗护理仪器,不断地指使护士立刻为他提供各种检查及护理等。一般患者愤怒都是有一定的原因,多数情况下,是患者知道自己患了某种严重的疾病,身心正在受痛苦折磨,以愤怒来发泄自己的恐惧、悲哀或不安感。此时护士应注意:

(1) 把患者的愤怒视为一种健康的适应性反应,不要对其采取任何个人的攻击性或指责性行为。

(2) 认真倾听患者的诉说,了解和分析其愤怒的原因。

(3) 安抚患者,尽量向其提供发泄的机会。

(4) 及时满足患者的需要。

(二) 悲哀的患者

当患者病情加重、疗效不佳或遇到较大心理打击时,会产生巨大的失落感,出现沮丧、哀伤等悲哀反应。患者可能在行为上有哭泣或退缩,愿意自己独处或希望有一个自己信任和喜欢的人留在身边。

(1) 鼓励患者及时表达自己的悲哀,允许患者哭泣,并尽可能陪伴患者。

(2) 提供适当的环境,允许患者独处。

(3) 使用恰当的非语言沟通技巧安慰患者。

(三) 抑郁的患者

此类患者一般是在承受了诊断为绝症或其他原因后出现抑郁反应。患者行为表现为漫不经心，注意力不集中，说话慢，反应慢。此时护士应注意：

(1) 关心患者，使其感到温暖和被关注。

(2) 沟通时应注意语速放慢，提问简短。

(3) 及时对患者的需要做出反应。

(四) 危重的患者

危重的患者身体虚弱耐受性差，病情变化快，甚至意识障碍，此时护士应注意：

(1) 话语要简短，一次谈话时间不能太长，10～15 min，避免加重患者的病情。

(2) 谈话时注意观察患者的病情变化。

(3) 对意识障碍的患者，需以同样的语调反复与之交谈。

(4) 对昏迷的患者，触摸是一种较好的沟通方式。

(五) 感知觉障碍患者的沟通

(1) 与视力受损患者的沟通，护士应注意：

1) 告诉患者你进入了或离开了病房。

2) 给予患者足够的时间反应，同时注意说话的语速要慢，语调要平稳。

3) 鼓励患者表达自己的感受。

4) 选择合适的沟通环境和时间。

5) 给患者做任何操作或行动前，都要详尽的解释；对周围的声响，护士应加以说明。

6) 尽量减少使用非语言表达方式传达信息。

7) 与尚有残余视力的患者交谈，应面对患者，与患者保持较近的距离，便于患者观察非语言的沟通信息。

(2) 与听力受损患者的沟通，护士应注意：

1) 面对患者，使患者能观察到护士的面部表情，多使用身体语言代替口语表达。

2) 进行正式交谈时，注意选择安静的环境。

3) 交谈时适当放大音量，适当地靠近患者。

4) 运用其他沟通方式弥补口语沟通的不足，如图片、书写等。

相关阅读

如何建立良好的护患关系

1. 多送一个微笑，多说一句话：见到患者及家属都以微笑相迎，说句“您好”。俗话说“伸手不打笑脸人”，这是良好的开端。

2. 多陪一分钟：到病床边执行各项操作时，抓住沟通的机会，因为这时患者及家属是最乐于交流的。

3. 多用一些肢体语言：遇到难缠、难以沟通的患者及家属，要少说话，多做事。用精湛的护理技术、亲切的肢体语言(如抚摸患者的额头、帮患者捋捋头发)来替代语言的表达，这时坚冰也会融化，一般他们会主动与你交流，建立良好的护患关系。

4. 多一点换位思考：催费、交代病情时，表达完自己的意思之后，要耐心倾听家属的询问及唠叨，对他们诉说的费用高和对亲人预后的担心要表示理解，给予真诚的安慰。

5. 多减轻一分心理负担：患者大多存在各种各样的心理问题，如焦虑、恐惧、悲观、不信任、没有安全感等，作为护士要有敏锐的感知力，找出不同患者的心理症结，对症下药(包括实现保护性医疗，应用善意的谎言),这也可以减轻一些患者的无理取闹。

6. 多提供一次方便:患者在住院期间会遇到许多方面(包括医疗、生活)的难题,医护人员要尽自己所能提供方便,如提供针线、加热饭菜,提供必要的健康教育、医疗咨询等。

小 结

当患者产生健康问题而需要护士参与健康服务时,护士与患者便进入了一种特殊的护患关系。护患关系的特征是一种专业性、帮助性关系;是一种以服务对象为中心的关系;是一种治疗关系;是一种互动关系;是一种多方位的人际关系;是一种工作关系;是一种短暂性的人际关系。护患关系的基本模式有3种:主动—被动型、指导—合作型、共同参与型。良好护患关系的建立与发展一般分为3个阶段:观察熟悉期(初期)、合作信任期(工作期)、终止评价期(结束期)。促进良好护患关系的方法及技巧:创造良好护患关系的气氛及环境;与服务对象建立充分的信任关系;良好的人际沟通技巧;热情到位的服务、健康的工作情绪;丰富的理论知识、过硬的操作技术。

沟通是指人与人之间交换意见、观点、情况或感情的过程,是将一系列信息从一个人传递到另一个人的双向过程。沟通是人类与生俱来的本能,是一个复杂的过程。沟通包括六大要素,5个层次,2种方式。沟通的技巧是护理艺术的生动体现,包括倾听、交谈、自我表白、沉默和幽默。评价沟通成功与否,按照路易斯提出的4个标准:反馈及时、反应恰当、高效应及灵活性。达到4项标准则沟通成功;若缺一项或多项,就出现沟通双方信息交流受阻。

护患沟通是护士与患者之间的信息交流及相互作用的过程。交流的内容是与患者的护理及康复直接或间接相关的信息,同时也包括双方的思想、感情、愿望及要求等方面的沟通。护患沟通受三方面因素的影响:个人因素;环境因素;沟通技巧的因素。在护理工作过程中,会碰到各种各样的服务对象,护士要掌握与特殊患者沟通的技巧。

(彭 晶)

综合练习题

一、名词解释

1. 护患关系 2. 护患沟通

二、填空题

1. 沟通过程包括________、________、________、________、________、________6个基本要素。

2. 沟通分为________、________、________、________、________5个层次。

3. 自我表白必须是________、________、________、________、________。

三、选择题

A1 型题

1. 下列关于护患关系的理解,不正确的是

A. 护患关系是一种以治疗为目的的专业性、帮助性关系

B. 护患关系是一种工作关系

C. 护患关系是以护士为中心关系

D. 护患关系是一种多方位的人际关系

E. 护患关系是一种短暂性的人际关系

2. 在护患交往过程中，以下哪种患者不宜使用共同参与护理活动的模式

A. 康复训练患者　　B. 高血压患者　　C. 术后患者

D. 新生儿　　E. 产妇

3. 以下哪项属于非语言性沟通技巧

A. 倾听　　B. 提问　　C. 沉默

D. 触摸　　E. 自我表白

4. 王女士，45 岁，肾病综合征，入院 1 d，常常以观察或用语言检验护士的可信任度。该患者和护士之间的关系处于护患关系过程中的

A. 初期　　B. 开拓期　　C. 工作期

D. 解决期　　E. 结束期

5. 刘护士在对一位新入院的患者进行 5 min 简短评估，患者将其患病的经过进行了大致的描述。此时刘护士与患者之间的沟通属于

A. 一般性交谈　　B. 陈述事实　　C. 交流意见

D. 交流感情　　E. 沟通高峰

6. 人类最常用和最重要的交流工具是

A. 语言　　B. 类语言　　C. 体态语

D. 面部表情　　E. 触摸

7. 人际交往中的语言和非语言信息交流，各占比例为

A. 35%和 65%　　B. 40%和 60%　　C. 45%和 55%

D. 50%和 50%　　E. 55%和 45%

8. 下列哪一种沟通技巧可以提供对方思考的调适的机会

A. 沉默　　B. 微笑　　C. 抚摸

D. 倾听　　E. 提问

9. 与患者交谈过程中，可引起沟通障碍的是

A. 与交谈者经常保持目光接触　　B. 交谈过程中适当沉默

C. 用复述强调患者陈述的关键内容　　D. 交谈过程中随意改换话题

E. 适时轻轻抚摸患者

10. 沟通过程中的主动因素是

A. 信息的内容　　B. 信息发出者　　C. 信息的传递

D. 信息接收者　　E. 反馈与调适

A2 型题

11. 谢某，男性，67 岁，患冠心病入院。患者因年迈听力下降，护士的沟通方法不妥的是

A. 让患者看见护士的脸部和口型

B. 用手势和表情加强信息的传递

C. 让患者用点头或摇头来回答问题

D. 适当采取抚摸加强沟通效果

E. 交流时给患者充分的时间

12. 小彭是患者王某的责任护士，但第一次交谈就失败，请分析以下哪一因素是造成其失败的原因

A. 表情沉着从容　B. 在患者吃饭前进行交谈　C. 热情介绍自己

D. 选择一个安静环境进行交谈　E. 仪表大方整洁

13. 刘女士，65 岁，双眼晚期白内障待手术，在护理过程中，有效地沟通方式是

A. 让患者用"是"或"不是"回答问题　B. 用手势或面部表情来加强信息传递

C. 让患者用点头或摇头回答问题　D. 及时对患者所听到的声响作出解释

E. 必要时用文字进行交流

14. 唐某，女性，30 岁，因卵巢肿瘤住院。患者对病情担忧而伤心地哭泣，此时护士应采取何种沟通方式以表示对患者的尊重和理解

A. 目光注视患者　B. 暂离开，让患者情绪平静

C. 安慰患者，阻止其悲伤　D. 鼓励患者尽快说出悲伤的其他原因

E. 陪伴患者，沉默片刻

15. 王某，男性，68 岁，因肺癌住院接受治疗，但效果不佳，患者时常伤心流泪，护士应如何与患者沟通

A. 与其聊天　B. 通知家属　C. 问其流泪原因

D. 讲述自己的病情　E. 给予安慰

16. 谢某，在查体中发现患有肝癌已到晚期，但得知病情后极为恐惧、烦躁，此时对患者最好的帮助方法是

A. 解释　B. 诱导　C. 让其发泄

D. 劝说　E. 制止

B 型题

A. 交谈不超过 15 min　B. 避免或减少非语言性信息

C. 尽量使用短语进行沟通　D. 讲话时让患者看护士的面部表情和口型

E. 满足患者的需要

17. 与病情严重的患者交谈应

18. 与听力障碍患者进行沟通时应

19. 与语言障碍患者进行沟通时应

20. 与视力不佳患者进行沟通时应

21. 与愤怒患者进行沟通时应

X 型题

22. 护患关系的实质是一种

A. 工作关系　B. 合作关系　C. 帮助关系

D. 治疗关系　E. 朋友关系

23. 在特殊情况下，护士与患者沟通过程中正确的行为是

A. 及时反馈　B. 观察患者反应　C. 不中途打断谈话

D. 全神贯注地倾听　E. 及时更正患者不正确的观念

24. 护士哪些行为不会引起沟通障碍
A. 患者哭泣时应马上阻止　B. 对昏迷患者可用触摸加强沟通
C. 对视力不佳者可减少非语言沟通　D. 对语言障碍者可用文字图表交流
E. 对听力障碍者讲话时要让其看清说话者口型
25. 在沟通交流中，以下哪些行为是恰当的
A. 向患者保证手术会成功　B. 允许患者的抱怨
C. 尽量为发怒患者提供发泄的机会　D. 告诉患者“如果是我，我会怎样”
E. 随时向患者提供有关健康的信息
26. 下列哪种情况下沟通的信息易被曲解
A. 身体疲劳　B. 肢体疼痛　C. 处于焦虑状态
D. 沟通双方生活习惯不同　E. 沟通双方具有文化差异
27. 护士语言行为规范的要求包括
A. 规范性　B. 情感性　C. 保密性
D. 可信性　E. 实用性

四、简答题

1. 倾听应注意遵循的原则有哪些？
2. 护患沟通与一般性沟通的异同点。

五、思考题

1. 特殊情况下护士应该怎样与患者沟通？
2. 影响护患沟通的因素有哪些？应如何避免这些因素的影响？

六、案例分析题

案例：患者梁女士，46岁，因患急性肾炎入院1周余，每日需给抗生素静脉滴注治疗。因多日注射，静脉难穿刺，加之梁女士较为敏感，对护理要求较高。今日年轻护士小李推着治疗车来到梁女士床边。

小李：您好！今天我给您输液。

梁女士：你？我静脉不好打，我怕痛。这一周来是护士长和主管护士给我打的。你有把握一针成功吗？

小李：我不能保证一针成功，但我会尽力的。

梁女士：那请护士长来打吧(边说边把胳膊放进被子里)。

分析：1. 请分析梁女士当时的情感和愿望。

2. 提出你期望达到的结果和沟通方案。

(彭　晶)

第八章　病区护理管理

学习目标

1. 解释分级护理、特别护理、事故。
2. 说出病区护理管理的特点和内容。
3. 讨论患者管理的内容。
4. 叙述病区环境管理的要求。
5. 列出分级护理的对象和内容。
6. 简述病区工作人员的管理、护理工作的方式及工作分配原则。

护理管理是以提高护理质量和工作效率为主要目的的活动过程。世界卫生组织(WHO)给护理管理作了如下定义:“护理管理是为了提高人们的健康水平,系统地利用护士的潜在能力和有关其他人员或设备、环境以及社会活动的过程。”

病区是住院患者接受诊疗、护理和休养的场所,也是医务人员全面开展医疗、教学、科研活动的重要基地。病区护理管理应遵循管理学的理论,以患者为中心,以护理质量为核心,从护理行政管理与业务技术管理两方面着手,应用护理程序的科学管理方法,达到病区管理的最优化,让患者得到最优质的护理。

病区护理管理质量的好坏,标志着一个医院管理工作的成效和水平;搞好病区管理是提高护理工作质量和效率的关键,是每一位护理工作者应尽的职责。

第一节　病区护理管理的特点和内容

一、病区护理管理的特点

(一) 护理工作的独立性和主动性

护理管理要与护理工作的独立性和主动性相适应。由于护理是“诊断和处理人类对现存的或潜在的健康问题的反应”的一门独立学科。护理人员在工作中要综合应用自然科学、社会科学和人文科学等方面的知识,运用护理程序,科学地、全面地、主动地为人类健康服务。病区的护理管理也应按着护理程序的工作方法,主动地为患者解决问题,促进患者的身心健康。病区护理管理不仅是护士长、护理部主任的责任,每一位护士在为护理对象提供健康服务的过程中,本身也是护理管理者。

(二) 护理工作的科学性和技术性

护理管理要适应护理工作的科学性和技术性。护理学科学性较强,它作为独立学科要综合运用各方面的知识，护士除了对本专业知识熟悉外，还应具备丰富的多学科知识。现代护理理论和护理实践的发展，新技术、新知识的应用，更加强了护理工作的科学性。在临床上，护理工作的各种基础护理和专科护理技能操作，如无菌技术、重症患者的监护技术，急症患者的抢救技术、康复护理技术等，则体现了护理工作很强的专业性、技术性。

（三）护理工作的艺术性和协调性

护理既是一门科学，又是一门艺术。护理工作的对象是人，人有着不同的年龄、气质、性格、生活习惯、文化背景和经济状况等。而疾病复杂多变，患者无论在病情、诊断、治疗、护理、预后等方面都有不同的情况，要满足千差万别的患者生理和心理的不同需求，必须要有精细的服务艺术。病区是一个小社会，护士在护理工作中要与医生、医技、行政管理、后勤、患者及家属等多方面发生联系，如与医生讨论有关治疗和护理方案；与营养师讨论有关膳食的安排等，形成以患者为中心，以护理工作为主体的工作关系。护理人员要妥善协调各方面关系，运用沟通技巧，进行有效的交流，建立良好的人际关系，取得配合和支持。

（四）护理工作的时间性和连续性

护理工作既要按时执行住院患者的日常护理，保证治疗护理工作 24 h 连续进行，又要对危重患者的抢救治疗护理工作分秒必争，及时准确。因此，病区护理管理中要有较强的时间性和连续性。

二、病区护理管理的内容

病区护理管理包括组织行政管理和业务技术管理两方面详见图 8－1。

- 病区护理管理
  - 组织行政管理
    - 工作人员管理
    - 患者管理
  - 业务技术管理
    - 病区环境管理
    - 护理质量管理
    - 护理教育管理

图 8－1　病区护理管理内容

护理管理人员应在明确病区护理组织系统的权限和责任的前提下，建立完整的护理目标，充分发挥护理人员的知识水平和技术能力，落实各级护理人员的岗位责任制，并建立健全各项工作制度，制定各项护理操作规程，保证护理活动安全、顺利、连续地进行，从而使病区护理系统包括人力、物力、设备都能得到良好的运转，提高护理工作的效率和服务质量。病区的护理管理工作应做到管理目标化、工作制度化、操作规范化和设置规格化。

第二节　病区的组织行政管理

病区的组织行政管理，包括工作人员管理及患者管理，落实这两方面护理管理是提高病区护理质量的前提和保证。

一、工作人员的管理

病区工作人员由一定数量的医、护、工等人员组成。护士长在科主任的业务指导、护理部和科护士长的领导下，负责本病区的护理管理工作。护士长要管理好病区，一定要取得医、护、工三者的配合，协调好医生、医技、后勤部门的关系。在贯彻医院各项规章制度中，护士长对护士负有指导和监督的责任。护士应遵守纪律，服从护士长的工作安排和领导。护士长是病区的主要管理者，护士长的管理工作应由经验型向科学型转变，科学的管理不是只靠某个人的个性或经验，而是要求管理者具备一定的管理学知识，具有条理化的工作习惯和观察、分析、解决问题的工作能力，提高管理质量。在病区护理组织管理工作中需达到以下要求：

1. 确立管理目标　做到年有计划（根据护理部和科内工作计划，制订本病区具体工作计划）、有总结；季有安排；月、周、日有重点，使工作条理化，管理目标化，工作有计划地运转，效率高。

2. 健全规章制度　认真制定并执行各项规章制度、各科疾病护理常规、各项护理技术操作规程，做到有章可循。

3. 明确岗位职责　制定并执行各级各班护理人员岗位职责，保证护理工作正常有序运行并实施组织管理工作。

4. 严格考核制度　建立护理人员的考核制度和技术档案，对每位护士的德、能、勤、绩进行动态考核记录，并作为聘用、晋升、调动以及培养、奖惩的参考资料。

5. 加强信息管理　在护理工作中应详细完整地记录各种信息数据，如工作量、表扬、批评、差错、各种护理质量达标率等。实现医院院内计算机联网，用计算机储存各种数据及信息。用科学数据来反映病区护理工作的数量及质量。

二、护理工作的方式

（一）个案护理

由一名护士专门护理一个患者，实施专人负责的个体化护理。适用于危重患者或临床教学的需要。这种护理方式护士职责明确，但需要人力较多。

（二）功能制护理

以完成各项医疗和常规的基础护理为主要内容进行工作分配，如护士分工有“给药护士”、“治疗护士”、“巡回护士”等。这种护理方式使护士分工明确，便于组织管理，节省人力，但主要是按操作常规完成其所接受的工作任务，较少考虑患者的心理、社会因素，较难掌握患者的全面情况。

（三）小组护理

以小组的形式对患者进行整体护理。小组成员由高、中、初级护理人员组成。确定每个患者的护理计划，由组长安排，分工合作地完成 10～15 个患者的护理工作。这种护理方式能发挥各级护士的职能，但护士个人责任感相对减弱。

（四）责任制护理

由指定的责任护士和相应的辅助护士按护理程序对患者进行整体护理。其结构是以患者为中心，从患者入院到出院，责任护士对其所负责的几名患者实行 8 h 在班，24 h 负责。这种护理方式护士责任感强，能全面了解患者情况，但要求 24 h 负责难以做到，人员配备需要较多。

（五）整体护理

整体护理是在责任制护理基础上的完善和发展。它是以人为中心，以现代护理观为指导，以护理程序为框架，并且把护理程序系统化地应用于临床和护理管理，提供适合个人的优质护理服务。它是当前世界公认的一种科学、先进的护理方式。

三、工作分配原则

(1) 工作安排以患者需要为中心，遵循护理工作 24 h 连续性的特点，合理安排各班次的人力，密切衔接，不允许出现脱节、空岗现象。

(2) 掌握工作规律的特点，分清主次、缓急。了解每一位护理人员的水平与能力，注意新老和能力强弱人员的搭配，使各班工作有条不紊。

(3) 保持各班的工作量基本均衡，以工作量安排人力，确保患者随时能得到安全、有效、准确无误的治疗护理。

(4) 护理工作既要有周密的计划，又要处于调度运行状态，应常备机动人员，以供急需调度。

(5) 各班人员相对稳定，避免轮换过频，不随意更换排班的周转程序，以保证工作需要为前提，节假日采取轮休制，为加强病区护理管理和业务领导，护士长一般不值夜班。

四、患者管理

(一) 患者入院和出院护理管理

患者入院护理管理工作是指患者入院时，护理人员对其进行的一系列护理活动的管理，包括在住院处办理入院手续、卫生处置、护送患者入病区等的护理管理和患者入病区后安排病房、床单元，入院指导，进行身心评估，填写住院病历及有关护理表格。出院护理管理是指患者出院时，护理人员对其进行的一系列护理活动的管理，包括出院后的健康教育、办理出院手续及有关医疗文件和病床单元的处理等护理工作的管理。

(二) 探视和陪护管理

加强对探视和陪护的指导与管理，可保持良好的病区秩序，保证医疗护理工作有序进行，稳定患者的情绪，加强与患者家属的联系。

(1) 护士长按病情需要签发陪护证，陪护人员应遵守医院、病区的有关规章制度。

(2) 在规定的探视时间内，每次不超过 2 人。

(3) 一般情况下不宜带儿童来病区探视。

(4) ICU 病房、CCU 病房、监护室、婴儿室、隔离病区、无菌护理室谢绝探视。

(5) 在探视时间内，护士应巡视病区，向探视者作有关宣教，保持病区的整洁、安静、安全，维护患者的身心健康。

(三) 召开座谈会

定期召开工作人员和休养人员座谈会，密切护患关系，及时征求患者的意见。座谈会中还应开展健康教育，使患者在住院期间得到更多的卫生保健知识。座谈会要做到有计划、有记录、有改进措施。

第三节　病区的业务技术管理

病区的业务技术管理是护理管理的核心，是提高护理质量的保证。其内容包括病区环境的管理、护理质量的管理和护理教育的管理等。

一、病区环境管理

病区环境对患者的身体和精神状况有重要的影响。给患者创造一个整洁、安静、舒适、美观、安全的医疗环境和一个温暖的心理社会环境，对疾病的转归具有积极的意义。

1. 物理环境管理　病区的设置、色调、光线、通风、装饰、温度和湿度等方面，均应使患者感到舒适，有利于身体的康复。

2. 社会环境管理　医院是社会的一个组成部分，护士要通过建立良好的护患关系和建立良好的群体关系来帮助患者尽快转变角色，适应病区这一特殊的社会环境。

3. 安全管理　要加强安全防护措施，保证患者安全。内容包括：①防止患者跌倒、摔伤、坠床等机械性损伤；②预防医院内感染；③避免医源性损伤。

4. 生活管理　①要有规律的作息时间；②定时查房与护理；③保证充足的睡眠；④合理安排膳食；⑤满足患者文化生活需求。

5. 人际关系管理　①帮助患者熟悉医院环境；②深入了解患者，掌握患者心理状态，安慰、鼓励患者，为其排忧解难；加强与患者家属沟通，共同给患者以关心、支持；③鼓励患者之间互相交流、互相信任、互相帮助使病区人员整体气氛和谐。

二、护理质量管理

护理质量管理是病区护理管理的核心，是衡量护理人员医德医风、技术水平和管理效益的主要标志。提高护理技术水平和护理管理水平，其目的就是提高护理质量。控制质量的关键是要建立质量控制系统，制定护理质量评价指标及严格的规章制度。

（一）护理质量的控制和监测

病区要有明确的管理目标及质量指标。护理部主任、护士长要定期进行质量监测，做到达标有计划、有评价、有记录。质量评价指标可根据全国医院分级管理、护理质量指标来测量，以量化标准达标“率”来评价。

(1) 患者对护理工作和服务态度满意率。

(2) 护理人员“三基”合格率。

(3) 特别护理、一级护理合格率。

(4) 护理表格书写合格率。

(5) 基础护理合格率。

(6) 急救物品完好率。

(7) 消毒隔离、消毒灭菌合格率。

(8) 年严重差错、事故发生次数。

(9) 陪护率。

（二）严格规章制度

规章制度是人们长期工作实践的经验总结，是评价各项工作的标准，是检查工作的依据和维护医院正常工作秩序的保证，也是提高护理质量，杜绝差错事故的重要措施。病区护理质量管理应重点落实五项制度。

1. 交接班制度　临床医疗和护理工作是日夜连续进行的，值班人员必须坚守岗位，履行职责，保证各项治疗护理工作准确、及时、连续地进行。护理人员要严肃认真地贯彻执行交接班制度，病区应建立日夜交接班记录本，按交班本逐项认真交班，交班内容应全面、有条理、重点突出。对危重抢救和当天大手术患者必须做到口头、书面和床边交班。对毒、麻药品、急救物品及其他医疗器械物品要重点交班。

2. *分级护理制度*　分级护理是根据患者病情的轻重缓急，按护理程序的工作方法制定不同的护理措施，其级别规定为特别护理及一、二、三级护理（表 8－1）。

表 8－1　分级护理

护理级别	适用对象	护理内容
特别护理	病情危重，需随时观察，以便进行抢救的患者，如严重创伤、各种复杂疑难的大手术后、器官移植、大面积灼伤和“五衰”等	①设立专人 24 h 护理，严密观察病情及生命体征；②制订护理计划，严格执行各项诊疗护理措施，及时准确填写特别护理记录单；③备齐药品和器材，以便随时急用；④认真细致做好各项基础护理，严防并发症，确保患者安全
一级护理	病情危重需绝对卧床休息的患者，如各种大手术后、休克、瘫痪、昏迷、高热、出血、肝肾功能衰竭和早产婴儿等	①每 15～30 min 巡视患者一次，观察病情及生命体征；②制订护理计划，严格执行各项诊疗及护理措施，及时填写特别护理记录单；③按需准备抢救药品和器材；④认真细致做好各项基础护理，严防并发症，满足患者身、心两方面的需要
二级护理	病情较重，生活不能自理的患者，如大手术后病情稳定者，以及年老体弱、幼儿、慢性病不宜多活动者等	①每 1～2 h 巡视患者一次，观察病情；②按护理常规护理；③生活上给予必要的协助，了解患者病情动态及心态，满足其身心两方面的需要
三级护理	病情较轻，生活基本能自理，如一般慢性病、疾病恢复期及手术前准备阶段等	①每日两次巡视患者，观察病情；②按护理常规护理；③给予卫生保健指导，督促患者遵守院规，了解患者的病情动态及心态，满足其身心两方面的需要

3. *消毒隔离制度*　严格的消毒隔离制度可有效地防止医院内感染，减少医源性疾病的发生。护士必须树立无菌观念，严格遵守无菌操作和隔离消毒原则，切实执行无菌技术操作规程和隔离预防措施。

4. *差错事故管理制度*　差错事故是关系到患者疾苦和生命安危的大事，护士必须加强责任心和慎独修养，自觉地严格执行查对制度及各项规章制度，严防差错事故发生。同时需加强学习，及时总结经验教训，确保护理质量。

（1）事故：凡在护理工作中，因责任心不强，违反操作规程或技术问题，造成患者死亡、伤残或组织器官损伤而导致功能障碍。

（2）差错：凡在护理工作中，因责任心不强，不按规章制度办事，或技术问题等原因造成的错误，增加患者痛苦，延长治疗时间，增加经济负担等。

发生差错事故应严格管理：①各科室要建立差错、事故登记本，由本人或发现者及时登记发生差错、事故的原因、经过和后果；②发生差错事故，应立即向带教老师或护士长汇报，当事人不得隐瞒事实真相，以便及时采取有效抢救措施，减少或消除患者的痛苦或不良反应；③发生严重差错与事故的各种有关记录、检验报告及造成事故的药品、器械等均应妥善保管，不得擅自涂改、销毁，准备鉴定；④护士长要及时组织讨论，分析原因，吸取教训，并提出防范措施和处理意见；⑤严重差错、事故应及时向护理部汇报。

5. 物资保管制度　保证有充足的物品处于备用状态。对医疗器械和仪器，各种急救、贵重物品，毒、麻药品，被服，各种表格，均指定专人负责，要求保管的物品定量配置，定点安放，定期检查，定期维修，定时清点，账物相符，无积压，无浪费。

三、护理教育管理

护理教育管理是提高护理质量，培养护理人才的一个重要途径。当前护理工作正面临着新的挑战，探求与应用一系列的新理论及新技术是护理学的新课题，它可以引导护理工作走向现代化。在病区护理管理中应重视对在职、进修、实习护士分层次进行有计划地培训和考核，建立各级护理人员继续教育制度，制定分级培养目标、培训计划，并组织实施。教育管理应在护理部统一领导下组织开展。

护理教育应结合医院护理人员的知识结构，以多渠道、多层次、多形式的方式，对护生和在职护士进行有计划的培训教育。

（一）职业素质教育

素质是人的一种心理特征，护士职业素质教育与其所从事的神圣、特殊的工作有重要关系。培养护士素质的真正含义不是要用某种条条框框把一个护士的发展方向，行为准则，提供护理的方法限制住，而是要养成他们既能顺利适应社会和护理工作，又能充分实现个人的价值和创造力。具有良好的政治素质、职业素质、业务素质、身体素质、道德素质及心理素质，是护士从事护理工作的基本条件。要通过学习、培养、教育、自身磨练养成良好的素质，并在护理实践中不断地进行自我完善。

（二）职业技术教育

护理人员应不断进行职业技术教育，才能提高业务技术水平，满足患者需要。职业技术教育的途径和方法很多，不同层次的护理人员有不同的培养教育的方法和内容，应从实际出发，因地制宜，因人施教。

1. 基本功训练　包括护理的基本理论、基本知识、基本技能。对新毕业学生尤为重要，可为今后护理工作奠定良好基础。

2. 专科理论知识和技能教育　在具有扎实的护理基本功的基础上，对护理人员进行专科定向培养，掌握专科的护理理论知识和专科技能，适应各专科拓展的新业务、新技术的需要。

3. 个人自学与工作实践培养　通过个人自学，临床教学，护理查房，病例讨论，撰写护理论文等方式，在护理实践中得以提高。

4. 各种形式的继续教育　如培训班、学术交流会、进修学习等方法，可使护理人员互相学习，取长补短，更新知识，拓宽视野，达到继续教育的目的。

5. 学历教育　要创造条件，为护士提供学习机会，参加护理专科、本科或更高的学历教育。

医院管理者应积极创造条件，让护士参加各种形式的继续教育，不断地充实、拓宽、更新护理知识与技能。

小　结

病区护理管理具有独立性、主动性、科学性、技术性、艺术性、协调性、时间性和连续性的特点。病区护理管理包括组织行政管理和业务技术管理。组织行政管理：主要是对人的管理，包括工作人员和患者。护士应服从护士长的工作安排和领导，护士长对护士负有指导和监督的责任。对患者应做好入院和出院的护理。对探视和陪护人员应加强指导和管理，定时召开座谈会，密切护患关系。护士长应运用科学的管理方法，合理安排病区的各项工作，发挥每一个护理人员的能力，选择适合患者最需要的护理工作方式。业务技术管理：包括病区环境管理、护理质量管理和护理教育管理。它为患者创造一个整洁、安静、舒适、安全的良好物理环境和心理社会环境。护理质量管理是护理管理的核心，控制质量的关键是建立质量监测系统，制定并严格执行各项规章制度。护理教育管理是提高护理质量，培养护理人才的关键，应有计划地对在职、进修、实习护士进行培训和考核。

（文安华）

综合练习题

一、名词解释

1. 分级护理　2. 事故　3. 差错

二、填空题

1. 病区的护理管理包括________管理和________管理两方面。

2. 病区的组织行政管理包括________管理和________管理，落实这两方面护理管理是提高病区护理质量的前提和保证。

3. 病区的业务技术管理包括________的管理、________的管理和________的管理。

4. 护理教育的内容包括________教育和________教育。

三、选择题

A1 型题

1. 病区护理管理的核心是

A. 住院患者管理　　B. 病区环境管理　　C. 护理质量管理

D. 病区物资管理　　E. 护理人员管理

2. 护理管理的内涵不包括

A. 以患者为中心　　B. 遵循管理学的理论　　C. 以护理质量为核心

D. 以经济效益为导向　　E. 提高人们的健康水平

3. 在病区护理管理中，起着主导作用的是

A. 科主任　　B. 护士长　　C. 医生

D. 护士　　E. 患者

4. 护理人员在工作中自觉应用自然科学、社会科学、人文科学等方面的知识，为患者的健康服务属于护理工作的

A. 主动性　　B. 科学性　　C. 协调性

D. 艺术性　　E. 技术性

5. 最能体现护理工作科学性和技术性的是

A. 个案护理　　B. 小组护理　　C. 功能制护理

D. 整体护理　　E. 责任制护理

6. 护理工作的艺术性主要指

A. 护士技术　　B. 住院环境　　C. 沟通技巧

D. 护理方法　　E. 护理质量

7. 护理工作分配原则中错误的是

A. 必须 24 h 连续性护理　　B. 全面安排、新老搭配　　C. 应常备机动人员

D. 保持各班工作量均衡　　E. 经常轮换搭班人员

8. 护理工作的时间性指

A. 护理内容准确　　B. 护理方法及时　　C. 护理方法正确

D. 护理技术水平高　　E. 护理方法有效

9. 作为护士聘用、调动、培养、奖惩的依据是

A. 排班方法　　B. 护理工作分工原则　　C. 严格的考核制度

D. 各班岗位职责　　E. 病区的组织行政管理体系

10. 允许患者家属探视的病室是

A. 婴儿室　　B. 无菌护理室　　C. 隔离病室

D. 重症监护室　　E. 产科病房

11. 分级护理的划分是根据患者的

A. 年龄　　B. 性别　　C. 病情

D. 病种　　E. 自理能力

12. 护理质量的控制检测评价标准是

A. 护理表格书写合格率　　B. "三基"合格率　　C. 急救物品完好率

D. 量化标准达标"率"　　E. 服务态度满意率

13. 分级护理描述不妥的是

A. 据病情轻重缓急制定不同的护理计划　　B. 保证质量合理使用人力资源

C. 科学计算护理投入时间和人力　　D. 其级别为特、一、二、三级护理

E. 分级护理的目的是效益好

14. 下列不属于一级护理的是

A. 高热患者　　B. 瘫痪患者　　C. 昏迷患者

D. 休克患者　　E. 病情较重,生活不能完全自理者

15. 应给予特别护理的患者是

A. 胃大部分切除术后　　B. 高热　　C. 肾脏移植术后

D. 癌症　　E. 瘫痪

16. 一级护理内容,下述哪项错误

A. 每 2 h 巡视患者　　B. 严密观察病情变化

C. 及时填写护理记录单　　D. 按需要备齐急救药品和器械

E. 认真做好各项基础护理

17. 按分级护理要求,应 2 h 巡视 1 次的患者是

A. 高热患者　B. 脏器移植患者　C. 瘫痪患者

D. 手术后病情稳定者　E. 术前准备阶段患者

18. 对昏迷患者更注重

A. 口头交班　B. 床旁交班　C. 书面交班

D. 小黑板留言交班　E. 无须交班

19. 实施分级护理制度主要是为了

A. 保证患者安全　B. 避免事故发生　C. 防止医院感染

D. 保证工作连续　E. 密切护患关系

20. 在护理工作中,发生差错事故时应首先

A. 认真登记　B. 向患者道歉　C. 向护理部汇报

D. 向护士长汇报　E. 提出防范措施

A2 型题

21. 陈某,女性,因患胆石症入院,拟行手术治疗,根据病情可给予

A. 监护　B. 特别护理　C. 一级护理

D. 二级护理　E. 三级护理

22. 林某,男性,因上消化道大出血急诊住院,对患者的护理措施不妥的是

A. 备好抢救药物和器材　B. 生活上给予必要的协助

C. 每 15～30 min 巡视 1 次　D. 观察患者病情和生命体征

E. 请家属在规定时间内探视

23. 李某,男性,72 岁,因急性心肌梗死入院,根据病情需要应给予

A. 特别护理　B. 一级护理　C. 二级护理

D. 三级护理　E. 家庭护理

24. 培养护理人才的重要途径是

A. 护理职业道德管理　B. 护士素质管理　C. 护理教育管理

D. 护士技能管理　E. 护士培训管理

A3 型题

赵某,女性,30 岁,孕 38 周。因妊高征于 2 h 前行剖官产,手术顺利,现平安返回病房休养。

25. 根据赵女士的情况,应给予

A. 特级护理　B. 一级护理　C. 二级护理

D. 三级护理　E. 家庭护理

26. 为赵女士提供的护理内容不妥的是

A. 每 30 min 巡视 1 次　B. 观察病情及生命体征

C. 严格执行各项诊疗措施　D. 备好抢救药品和器材

E. 生活上给予必要协助

27. 赵女士家人前来探视,不符合管理规定的是

A. 在规定时间内来探视　B. 遵守病区的规章制度

C. 保持良好的病区秩序　D. 去婴儿室应保持安静

E. 每次探视不超过 2 人

X 型题

28. 召开工休座谈会的主要目的包括

A. 密切护患关系　　B. 开展健康教育　　C. 开展医教研工作

D. 及时征求患者的意见　　E. 稳定患者及家属的情绪

29. 病区护理管理的责任人包括

A. 医生　　B. 护士　　C. 医技人员

D. 护士长　　E. 护理部主任

30. 对住院患者的护理管理内容主要包括

A. 探视和陪护管理　　B. 患者入院管理　　C. 患者出院管理

D. 病区环境管理　　E. 召开工休座谈会

31. 护士长在病区护理管理方面应做到

A. 在病区护理管理中起着主导作用　　B. 协助科主任负责病区管理工作

C. 对护士负指导和监督的责任　　D. 严惩差错事故,酌情向护理部汇报

E. 一旦发生了事故及时组织讨论

32. 在护理工作中如果不慎发生了差错,应注意

A. 认真登记　　B. 马上向患者道歉　　C. 立即向护士长汇报

D. 及时清理差错现场　　E. 认真分析和总结教训

33. 物资保管制度的要求包括

A. 定量配置　　B. 定人使用　　C. 定时清点

D. 定期维修　　E. 定点安放

34. 控制护理质量的关键是

A. 制定护理质量评价指标　　B. 建立质量控制系统　　C. 严格的规章制度

D. 建立护理人员的管理方案　　E. 建立以人为本的思想体系

四、简答题

1. 简述病区护理管理的特点。

2. 护理质量控制和监测的指标有哪些?

(文安华)

综合练习选择题参考答案

第一章

1. C　2. A　3. C　4. C　5. D　6. A　7. E　8. E　9. B　10. C
11. A　12. ABE　13. ADE

第二章

1. B　2. D　3. A　4. E　5. A　6. A　7. E　8. A　9. E　10. B
11. D　12. C　13. C　14. E　15. E　16. C　17. C　18. E　19. A　20. E
21. E　22. C　23. B　24. C　25. A　26. B　27. E　28. D　29. ABCD
30. ADE　31. DE　32. ABC

第三章

1. C　2. E　3. A　4. A　5. B　6. B　7. A　8. C　9. C　10. E
11. E　12. A　13. B　14. B　15. E　16. D　17. B　18. B　19. ABCDE
20. BDE　21. ABCD　22. ABD　23. ABD　24. ABC　25. BCD
26. BE　27. ABCD　28. ACDE　29. ABCDE

第四章

1. E　2. B　3. A　4. D　5. C　6. D　7. D　8. B　9. E　10. E
11. A　12. A　13. B　14. B　15. E　16. C　17. C　18. C　19. D　20. D
21. B　22. C　23. D　24. A　25. C　26. C　27. C　28. C　29. E　30. C
31. B　32. B　33. A　34. E　35. C　36. A　37. D　38. BDE　39. BCDE
40. ABCDE　41. ACE　42. ABC　43. ACDE　44. ABCDE　45. ABCD
46. ABC　47. BCDE　48. ACD

第五章

1. A　2. B　3. D　4. C　5. B　6. C　7. D　8. D　9. ABD
10. ABCDE　11. ABCD　12. ABCD

第六章

1. C　2. B　3. E　4. D　5. C　6. E　7. C　8. A　9. D　10. ABCE
11. BC

第七章

1. C　2. D　3. D　4. A　5. B　6. A　7. A　8. A　9. D　10. B
11. D　12. B　13. D　14. D　15. C　16. C　17. A　18. D　19. C　20. B
21. E　22. ABCD　23. ABCD　24. BCDE　25. BCDE　26. ABCDE
27. ABC

第八章

1. C　2. D　3. B　4. A　5. D　6. C　7. E　8. B　9. C　10. E
11. C　12. D　13. E　14. E　15. C　16. A　17. D　18. B　19. A　20. D
21. E　22. B　23. B　24. B　25. B　26. E　27. D　28. ABD　29. BDE
30. ABCE　31. ABCE　32. ACE　33. ACDE　34. ABC

附：国内外护理法典

一、希波克拉底誓言

此誓言相传为希波克拉底所写，实际上是希氏门人在老师死后草拟，供收徒时宣誓所用。它只是毕达哥拉斯学派的一家之言，并不完全代表古希腊思想。它是后世许多医德准则的基础。近代各国医学生毕业举行宣誓仪式时，多以本文或稍加修改作誓词。其全文如下：

仰赖医神阿波罗、埃斯克雷彼斯及天地诸神为证，鄙人敬谨宣誓，愿以自身能力及判断力所及，遵守此约。凡授我艺者敬之如父母，并为其终身同业伴侣，彼有急需我接济之，视彼儿女，犹我兄弟，如欲受业，当免费并无条件授之。凡我所知，无论口授书传俱传之吾子、吾师之子及发誓遵守此约之生徒，此外不传于他人。

我愿尽余之能力与判断力所及，遵守为病家谋利益之信条，并检束一切堕落及害人行为，我不得将有毒害之药品给与他人，并不作该项之指导，虽有人请求亦必不与之。尤不为妇人施堕胎手术。我愿以此纯洁与神圣之精神，终身执行我职务。凡患结石者，我不施手术，此则应请有关专家为之。

无论至于何处，遇男或女，贵人或奴婢，我之唯一目的，为病家谋幸福，并检点吾身，不作各种害人及恶劣行为，尤不作诱奸之事。凡我所见所闻，无论有无业务关系，我认为应守秘密者，我愿保守秘密。倘使我严守上述誓言时，余之生命与医术得到无上光荣，我苟违誓，必遭人们的唾弃。

二、日内瓦宣言

世界医学会全体大会1948年在日内瓦通过，1968年作了修改。这是该组织第一个也是最重要的文件，文件的精神是基于希波克拉底誓言。全文如下：

当我开始成为医务界的一个成员的时候；

我要为人道服务，神圣地贡献我的一生；

我要给老师们应得的尊敬和酬谢；

我要凭自己的良心和庄严来行医；

我首先考虑的是患者的健康；

我要保守一切我所知道的患者的秘密，即使患者死后也这样；

我要运用我掌握的一切手段，保持医务界光荣和高尚的传统，同行是兄弟；

在我职责所在，以及与患者的关系，绝不允许宗教、国籍、种族、政党政治和社会立场的干扰；

即使在威胁之下，我要从人体妊娠的时候开始，保持对人类生命的尊重，绝不利用我的医学知识，作违反人道原则的事。

我以自己的荣誉，庄严、自愿地作出上述诺言。

三、国际护士会伦理法典

国际护士会在1965年公布的护士守则的基础上，进行了必要的修改，于1973年公布了下述新的国际护士道德守则，并一直沿用至今。全文如下：

护士的基本任务包括4个方面：增进健康，预防疾病，恢复健康和减轻痛苦。

护理的需要是全人类性的。护理从本质上说就是尊重人的生命、尊严和权利。护理工作不受国籍、种族、信仰、肤色、年龄、政治或社会地位的影响。

护士向个人、家庭及社会提供健康服务，并在服务过程中与有关的组织或团体合作。

护 士 和 人 民

护士的主要职责是向那些需要护理的人负责。

护士在向患者提供护理时，要尊重个人的信仰、价值观及风俗习惯。

护士要保守服务对象的个人秘密。在传播这些秘密时必须做出伦理学的判断。

护 士 与 实 践

护士必须为个人的护理行为负责，必须不断学习，做一个称职的护士。在任何具体情况下，护士都应可能保持高标准的护理。

护士在接受或委派一项任务时，必须对自己的资格和能力做出判断。

护士在从事专业活动时，必须时刻牢记自己的行为将影响职业的荣誉。

护 士 与 社 会

在发起并支持公众的卫生和社会需要的行动中，护士要和其他公民一起分担任务。

护士与合作者

护士在护理及其他方面，与合作者保持合作共事的关系。

当护理工作受到合作者或某些人的威胁时，护士要采取适当的措施以保护个人。

护 士 与 专 业

在决定或执行某些理想的护理实践和护理教育的标准时，护士发挥重要的作用。

在积累专业的核心知识方面，护士起着积极的作用。

护士通过专业团体，参与建立及保持护理工作中公平的社会及经济方面的工作条件。

四、美国护士学会护士守则

（本守则1950年通过，并经1976年及1985年两次修订）

1. 护士在提供服务时应尊重其个人的尊严及独特性，不受服务对象社会地位、经济地位，个人特征或健康问题的限制。

(1) 患者的自主权。

(2) 患者的社会经济地位。

(3) 患者的个人特征(如年龄、性别、种族、肤色、性格及其他个人特征)。

(4) 健康问题的性质(如急性或慢性病)。

(5) 护理地点(如病房、门诊、家庭、监狱等)。

(6) 临终患者。

2. 护士要捍卫患者的隐私权，并谨慎地保证那些具有保密性质的信息不被泄露。

(1) 对医疗小组透露。

(2) 以保证护理质量为目的的透露。

(3) 对他人透露患者与护理无关的问题。

(4) 对法庭透露。

(5) 查阅病历。

3. 由于任何人的不称职、不道德或非法行为危及健康服务及安全时，护士应挺身而出，捍卫服务对象及公众的利益。

(1) 作患者的代言人。

(2) 揭发行动。

(3) 随访行动。

(4) 总结经验教训。

4. 护士对个人的护理判断及行为有义不容辞的责任。

(1) 承担义务与责任。

(2) 义务。

(3) 责任。

(4) 工作评价(包括个人及同事评价)。

5. 护士必须胜任护理工作。

(1) 个人责任称职。

(2) 护理工作称职的尺度。

(3) 保持称职的继续教育。

(4) 护理工作中的职业责任。

6. 护士必须采用知情判断，并在邀请咨询、接受任务或委托护理活动时，应根据个人的能力及资格，量力而行。

(1) 护士角色的改变。

(2) 不违法乱纪。

(3) 邀请咨询。

(4) 委托护理活动的职责。

(5) 承担责任。

7. 护士应为积累及发展护理专业的知识体系作出贡献。

(1) 护士与科研。

(2) 科研的总体目标。

(3) 科研中要尊重及保护人权。

(4) 科研中注册护士的权利与义务。

8. 护士要为实现实施及提高护理质量而奋斗。

(1) 对公众的责任。

(2) 对学科的责任。

(3) 对护生的责任。

9. 护士要为护理专业创造一个有利于提高护理质量的就业环境而奋斗。

(1) 对就业环境的责任。

(2) 集体行动。

(3) 个人行动。

10. 护士要为保持护理专业的完美而奋斗，不使公众受错误信息及宣传的蒙蔽。

(1) 广告宣传(规定广告、名片、招牌的规格和内容)。

(2) 称号和标志的使用。

(3) 不推荐产品及服务。

(4) 防止患者上当。

(5) 宣布拒绝冒名介绍产品。

11. 护士应与其他卫生专业工作人员及公众一起为满足本地区及整个国家的公众健康需要而奋斗。

(1) 高质量的护理是一种权利。

(2) 对健康服务消费者的义务。

(3) 与其他学科的关系。

(4) 同医学的关系。

(5) 利害冲突。

医务人员医德规范及实施办法

(1988年12月15日卫生部发布)

第一条 为加强卫生系统社会主义精神文明建设，提高医务人员的职业道德素质，改善和提高医疗服务质量，全心全意为人民服务，特制定医德规范及实施办法(以下简称"规范")。

第二条 医德，即医务人员的职业道德，是医务人员应具备的思想品质，是医务人员与患者、社会以及医务人员之间关系的总和。医德规范是指导医务人员进行医疗活动的思想和行为的准则。

第三条 医德规范如下：

(一) 救死扶伤，实行社会主义的人道主义，时刻为患者着想，千方百计为患者解除病痛。

(二) 尊重患者的人格与权利，对待患者，不分民族、性别、职业、地位、财产状况，都应一视同仁。

(三) 文明礼貌服务。举止端庄，语言文明，态度和蔼，同情、关心和体贴患者。

(四) 廉洁奉公。自觉遵纪守法，不以医谋私。

(五) 为患者保守医密，实行保护性医疗，不泄露患者隐私与秘密。

(六) 互学互尊，团结协作，正确处理同行同事间的关系。

(七) 严谨求实，奋发进取，钻研医术，精益求精，不断更新知识，提高技术水平。

第四条 为使本规范切实得到贯彻落实，必须坚持进行医德教育，加强医德医风建设，认真进行医德考核与评价。

第五条 各医疗单位都必须把医德教育和医德医风建设作为目标管理的重要内容，作为衡量和评价一个单位工作好坏的重要标准。

第六条 医德教育应以正面教育为主，理论联系实际，注重实效，长期坚持不懈。要实行医院新成员的上岗前教育，使之形成制度。未经上岗前培训不得上岗。

第七条 各医疗单位都应建立医德考核与评价制度。制定医德考核标准及考核办法，定期或者随时进行考核，并建立医德考核档案。

第八条 医德考核与评价方法可分为自我评价、社会评价、科室考核和上级考核。特别要注重社会评价，经常听取患者和社会各界的意见，接受人民群众的监督。

第九条 对医务人员医德考核结果，要作为应聘、提薪、晋升以及评选先进工作者的首要条件。

第十条 实行奖优罚劣。对严格遵守医德规范、医德高尚的个人，应予表彰和奖励。对于不认真遵守医德规范者，应进行批评教育。对于严重违反医德规范，经教育不改者，应分别情况给予处分。

第十一条 本规范适用于全国各级各类医院、诊所的医务人员，包括医生、护士、医技科室人员，管理人员和工勤人员也要参照本规范的精神执行。

第十二条 各省、自治区、直辖市卫生厅局和各医疗单位可遵照本规范精神和要求，制定医德规范实施细则及具体办法。

第十三条 本规范自公布之日起实行。

中华人民共和国护士管理办法

（1993年3月26日中华人民共和国卫生部令第31号）

第一章　总　则

第一条 为加强护士管理，提高护理质量，保障医疗和护理安全，保护护士的合法权益，制定本办法。

第二条 本办法所称护士系指按本办法规定取得《中华人民共和国护士执业证书》并经过注册的护理专业技术人员。

第三条 国家发展护理事业，促进护理学科的发展，加强护士队伍建设，重视和发挥护士在医疗、预防、保健和康复工作中的作用。

第四条 护士的执业权利受法律保护。护士的劳动受全社会的尊重。

第五条 各省、自治区、直辖市卫生行政部门负责护士的监督管理。

第二章　考　试

第六条 凡申请护士执业者必须通过卫生部统一执业考试，取得《中华人民共和国护士执业证书》。

第七条 获得高等医学院校护理专业专科以上毕业文凭者，以及获得经省级以上卫生行政部门确认免考资格的普通中等卫生（护士）学校护理专业毕业文凭者，可以免于护士执业考试。获得其他普通中等卫生（护士）学校护理专业毕业文凭者，可以申请护士执业考试。

第八条 护士执业考试每年举行一次。

第九条 护士执业考试的具体办法另行规定。

第十条 符合本办法第七条规定以及护士执业考试合格者，由省、自治区、直辖市卫生行政部门发给《中华人民共和国护士执业证书》。

第十一条 《中华人民共和国护士执业证书》由卫生部监制。

第三章　注　册

第十二条 获得《中华人民共和国护士执业证书》者，方可申请护士执业注册。

第十三条 护士注册机关为执业所在地的县级卫生行政部门。

第十四条 申请首次护士注册必须填写《护士注册申请表》，缴纳注册费，并向注册机关缴验：

（一）《中华人民共和国护士执业证书》；

（二）身份证明；

（三）健康检查证明；

（四）省级卫生行政部门规定提交的其他证明。

第十五条 注册机关在受理注册申请后，应当在三十日内完成审核，审核合格的，予以注册；审核不合格的，应当书面通知申请者。

第十六条 护士注册的有效期为二年。

护士连续注册，在前一注册期满前六十日，对《中华人民共和国护士执业证书》进行个人或集体校验注册。

第十七条 中断注册五年以上者，必须按省、自治区、直辖市卫生行政部门的规定参加临床实践三个月，并向注册机关提交有关证明，方可办理再次注册。

第十八条 有下列情形之一的，不予注册：

（一）服刑期间；

（二）因健康原因不能或不宜执行护理业务；

（三）违反本办法被中止或取消注册；

（四）其他不宜从事护士工作的。

第四章 执 业

第十九条 未经护士执业注册者不得从事护士工作。

护理专业在校生或毕业生进行专业实习，以及按本办法第十八条规定进行临床实践的，必须按照卫生部的有关规定在护士的指导下进行。

第二十条 护理员只能在护士的指导下从事临床生活护理工作。

第二十一条 护士在执业中应当正确执行医嘱，观察患者的身心状态，对患者进行科学的护理。遇紧急情况应及时通知医生并配合抢救，医生不在场时，护士应当采取力所能及的急救措施。

第二十二条 护士有承担预防保健工作、宣传防病治病知识、进行康复指导、开展健康教育、提供卫生咨询的义务。

第二十三条 护士执业必须遵守职业道德和医疗护理工作的规章制度及技术规范。

第二十四条 护士在执业中得悉就医者的隐私，不得泄露，但法律另有规定的除外。

第二十五条 遇有自然灾害、传染病流行、突发重大伤亡事故及其他严重威胁人群生命健康的紧急情况，护士必须服从卫生行政部门的调遣，参加医疗救护和预防保健工作。

第二十六条 护士依法履行职责的权利受法律保护，任何单位和个人不得侵犯。

第五章 罚 则

第二十七条 违反本办法第十九条规定，未经护士执业注册从事护士工作的，由卫生行政部门予以取缔。

第二十八条 非法取得《中华人民共和国护士执业证书》的，由卫生行政部门予以缴销。

第二十九条 护士执业违反医疗护理规章制度及技术规范的，由卫生行政部门视情节予以警告、责令改正、中止注册直至取消其注册。

第三十条 违反本办法第二十六条规定，非法阻挠护士依法执业或侵犯护士人身权利的，由护士所在单位提请公安机关予以治安行政处罚；情节严重，触犯刑律的，提交司法机关依法追究刑事责任。

第三十一条 违反本办法其他规定的，由卫生行政部门视情节予以警告、责令改正、中止注册直至取消其注册。

第三十二条 当事人对行政处理决定不服的，可以依照国家法律、法规的规定申请行政复议或者提起行政诉讼。当事人对行政处理决定不履行又未在法定期限内申请复议或提起诉讼的，卫生行政部门可以申请人民法院强制执行。

第六章 附 则

第三十三条 本办法实施前已经取得护士以上技术职称者，经省、自治区、直辖市卫生行政部门审核合格，发给《中华人民共和国护士执业证书》，并准许按本办法的规定办理护士执业注册。

本办法实施前从事护士工作但未取得护士职称者的执业证书颁发办法，由省、自治区、直辖市卫生行政部门根据本地区的实际情况和当事人实际水平作出具体规定。

第三十四条 境外人员申请在中华人民共和国境内从事护士工作的，必须依本办法的规定通过执业考试，取得《中华人民共和国护士执业证书》并办理注册。

第三十五条 护士申请开业及成立护理服务机构，由县级以上卫生行政部门比照医疗机构管理的有关规定审批。

第三十六条 本办法的解释权在卫生部。

第三十七条 本办法的实施细则由省、自治区、直辖市制定。

第三十八条 本办法自1994年1月1日起施行。

中华人民共和国护士条例

（国务院第517号国务院令）

第一章 总 则

第一条 为了维护护士的合法权益，规范护理行为，促进护理事业发展，保障医疗安全和人体健康，制定本条例。

第二条 本条例所称护士，是指经执业注册取得护士执业证书，依照本条例规定从事护理活动，履行保护生命、减轻痛苦、增进健康职责的卫生技术人员。

第三条 护士人格尊严、人身安全不受侵犯。护士依法履行职责，受法律保护。全社会应当尊重护士。

第四条 国务院有关部门、县级以上地方人民政府及其有关部门以及乡（镇）人民政府应当采取措施，改善护士的工作条件，保障护士待遇，加强护士队伍建设，促进护理事业健康发展。

国务院有关部门和县级以上地方人民政府应当采取措施，鼓励护士到农村、基层医疗卫生机构工作。

第五条 国务院卫生主管部门负责全国的护士监督管理工作。

县级以上地方人民政府卫生主管部门负责本行政区域的护士监督管理工作。

第六条 国务院有关部门对在护理工作中做出杰出贡献的护士，应当授予全国卫生系统先进工作者荣誉称号或者颁发白求恩奖章，受到表彰、奖励的护士享受省部级劳动模范、先进工作者待遇；对长期从事护理工作的护士应当颁发荣誉证书。具体办法由国务院有关部门制定。

县级以上地方人民政府及其有关部门对本行政区域内做出突出贡献的护士，按照省、自治区、直辖市人民政府的有关规定给予表彰、奖励。

第二章 执业注册

第七条 护士执业，应当经执业注册取得护士执业证书。

申请护士执业注册，应当具备下列条件：

（一）具有完全民事行为能力；

（二）在中等职业学校、高等学校完成国务院教育主管部门和国务院卫生主管部门规定的普通全日制3年以上的护理、助产专业课程学习，包括在教学、综合医院完成8个月以上护理临床实习，并取得相应学历证书；

（三）通过国务院卫生主管部门组织的护士执业资格考试；

（四）符合国务院卫生主管部门规定的健康标准。

护士执业注册申请，应当自通过护士执业资格考试之日起3年内提出；逾期提出申请的，除应当具备前款第（一）项、第（二）项和第（四）项规定条件外，还应当在符合国务院卫生主管部门规定条件的医疗卫生机构接受3个月临床护理培训并考核合格。

护士执业资格考试办法由国务院卫生主管部门会同国务院人事部门制定。

第八条 申请护士执业注册的，应当向拟执业地省、自治区、直辖市人民政府卫生主管部门提出申请。收到申请的卫生主管部门应当自收到申请之日起20个工作日内做出决定，对具备本条例规定条件的，准予注册，并发给护士执业证书；对不具备本条例规定条件的，不予注册，并书面说明理由。

护士执业注册有效期为5年。

第九条 护士在其执业注册有效期内变更执业地点的，应当向拟执业地省、自治区、直辖市人民政府卫生主管部门报告。收到报告的卫生主管部门应当自收到报告之日起7个工作日内为其办理变更手续。护士跨省、自治区、直辖市变更执业地点的，收到报告的卫生主管部门还应当向其原执业地省、自治区、直辖市人民政府卫生主管部门通报。

第十条 护士执业注册有效期届满需要继续执业的，应当在护士执业注册有效期届满前30日向执业地省、自治区、直辖市人民政府卫生主管部门申请延续注册。收到申请的卫生主管部门对具备本条例规定条件的，准予延续，延续执业注册有效期为5年；对不具备本条例规定条件的，不予延续，并书面说明理由。

护士有行政许可法规定的应当予以注销执业注册情形的，原注册部门应当依照行政许可法的规定注销其执业注册。

第十一条 县级以上地方人民政府卫生主管部门应当建立本行政区域的护士执业良好记录和不良记录，并将该记录记入护士执业信息系统。

护士执业良好记录包括护士受到的表彰、奖励以及完成政府指令性任务的情况等内容。护士执业不良记录包括护士因违反本条例以及其他卫生管理法律、法规、规章或者诊疗技术规范的规定受到行政处罚、处分的情况等内容。

第三章　权利和义务

第十二条　护士执业，有按照国家有关规定获取工资报酬、享受福利待遇、参加社会保险的权利。任何单位或者个人不得克扣护士工资，降低或者取消护士福利等待遇。

第十三条　护士执业，有获得与其所从事的护理工作相适应的卫生防护、医疗保健服务的权利。从事直接接触有毒有害物质、有感染传染病危险工作的护士，有依照有关法律、行政法规的规定接受职业健康监护的权利；患职业病的，有依照有关法律、行政法规的规定获得赔偿的权利。

第十四条　护士有按照国家有关规定获得与本人业务能力和学术水平相应的专业技术职务、职称的权利；有参加专业培训、从事学术研究和交流、参加行业协会和专业学术团体的权利。

第十五条　护士有获得疾病诊疗、护理相关信息的权利和其他与履行护理职责相关的权利，可以对医疗卫生机构和卫生主管部门的工作提出意见和建议。

第十六条　护士执业，应当遵守法律、法规、规章和诊疗技术规范的规定。

第十七条　护士在执业活动中，发现患者病情危急，应当立即通知医师；在紧急情况下为抢救垂危患者生命，应当先行实施必要的紧急救护。

护士发现医嘱违反法律、法规、规章或者诊疗技术规范规定的，应当及时向开具医嘱的医师提出；必要时，应当向该医师所在科室的负责人或者医疗卫生机构负责医疗服务管理的人员报告。

第十八条　护士应当尊重、关心、爱护患者，保护患者的隐私。

第十九条　护士有义务参与公共卫生和疾病预防控制工作。发生自然灾害、公共卫生事件等严重威胁公众生命健康的突发事件，护士应当服从县级以上人民政府卫生主管部门或者所在医疗卫生机构的安排，参加医疗救护。

第四章　医疗卫生机构的职责

第二十条　医疗卫生机构配备护士的数量不得低于国务院卫生主管部门规定的护士配备标准。

第二十一条　医疗卫生机构不得允许下列人员在本机构从事诊疗技术规范规定的护理活动：

（一）未取得护士执业证书的人员；

（二）未依照本条例第九条的规定办理执业地点变更手续的护士；

（三）护士执业注册有效期届满未延续执业注册的护士。

在教学、综合医院进行护理临床实习的人员应当在护士指导下开展有关工作。

第二十二条　医疗卫生机构应当为护士提供卫生防护用品，并采取有效的卫生防护措施和医疗保健措施。

第二十三条　医疗卫生机构应当执行国家有关工资、福利待遇等规定，按照国家有关规定为在本机构从事护理工作的护士足额缴纳社会保险费用，保障护士的合法权益。

对在艰苦边远地区工作，或者从事直接接触有毒有害物质、有感染传染病危险工作的护士，所在医疗卫生机构应当按照国家有关规定给予津贴。

第二十四条　医疗卫生机构应当制定、实施本机构护士在职培训计划，并保证护士接受培训。

护士培训应当注重新知识、新技术的应用；根据临床专科护理发展和专科护理岗位的需要，开展对护士的专科护理培训。

第二十五条 医疗卫生机构应当按照国务院卫生主管部门的规定，设置专门机构或者配备专（兼）职人员负责护理管理工作。

第二十六条 医疗卫生机构应当建立护士岗位责任制并进行监督检查。

护士因不履行职责或者违反职业道德受到投诉的，其所在医疗卫生机构应当进行调查。经查证属实的，医疗卫生机构应当对护士做出处理，并将调查处理情况告知投诉人。

第五章 法律责任

第二十七条 卫生主管部门的工作人员未依照本条例规定履行职责，在护士监督管理工作中滥用职权、徇私舞弊，或者有其他失职、渎职行为的，依法给予处分；构成犯罪的，依法追究刑事责任。

第二十八条 医疗卫生机构有下列情形之一的，由县级以上地方人民政府卫生主管部门依据职责分工责令限期改正，给予警告；逾期不改正的，根据国务院卫生主管部门规定的护士配备标准和在医疗卫生机构合法执业的护士数量核减其诊疗科目，或者暂停其6个月以上1年以下执业活动；国家举办的医疗卫生机构有下列情形之一、情节严重的，还应当对负有责任的主管人员和其他直接责任人员依法给予处分：

（一）违反本条例规定，护士的配备数量低于国务院卫生主管部门规定的护士配备标准的；

（二）允许未取得护士执业证书的人员或者允许未依照本条例规定办理执业地点变更手续、延续执业注册有效期的护士在本机构从事诊疗技术规范规定的护理活动的。

第二十九条 医疗卫生机构有下列情形之一的，依照有关法律、行政法规的规定给予处罚；国家举办的医疗卫生机构有下列情形之一、情节严重的，还应当对负有责任的主管人员和其他直接责任人员依法给予处分：

（一）未执行国家有关工资、福利待遇等规定的；

（二）对在本机构从事护理工作的护士，未按照国家有关规定足额缴纳社会保险费用的；

（三）未为护士提供卫生防护用品，或者未采取有效的卫生防护措施、医疗保健措施的；

（四）对在艰苦边远地区工作，或者从事直接接触有毒有害物质、有感染传染病危险工作的护士，未按照国家有关规定给予津贴的。

第三十条 医疗卫生机构有下列情形之一的，由县级以上地方人民政府卫生主管部门依据职责分工责令限期改正，给予警告：

（一）未制定、实施本机构护士在职培训计划或者未保证护士接受培训的；

（二）未依照本条例规定履行护士管理职责的。

第三十一条 护士在执业活动中有下列情形之一的，由县级以上地方人民政府卫生主管部门依据职责分工责令改正，给予警告；情节严重的，暂停其6个月以上1年以下执业活动，直至由原发证部门吊销其护士执业证书：

（一）发现患者病情危急未立即通知医师的；

（二）发现医嘱违反法律、法规、规章或者诊疗技术规范的规定，未依照本条例第十七条的规定提出或者报告的；

（三）泄露患者隐私的；

（四）发生自然灾害、公共卫生事件等严重威胁公众生命健康的突发事件，不服从安排参加医疗救护的。

护士在执业活动中造成医疗事故的，依照医疗事故处理的有关规定承担法律责任。

第三十二条 护士被吊销执业证书的，自执业证书被吊销之日起2年内不得申请执业注册。

第三十三条 扰乱医疗秩序，阻碍护士依法开展执业活动，侮辱、威胁、殴打护士，或者有其他侵犯护士合法权益行为的，由公安机关依照治安管理处罚法的规定给予处罚；构成犯罪的，依法追究刑事责任。

第六章 附 则

第三十四条 本条例施行前按照国家有关规定已经取得护士执业证书或者护理专业技术职称、从事护理活动的人员，经执业地省、自治区、直辖市人民政府卫生主管部门审核合格，换领护士执业证书。

本条例施行前，尚未达到护士配备标准的医疗卫生机构，应当按照国务院卫生主管部门规定的实施步骤，自本条例施行之日起3年内达到护士配备标准。

第三十五条 本条例自2008年5月12日起施行

医疗事故处理条例

第一章 总 则

第一条 为了正确处理医疗事故，保护患者和医疗机构及其医务人员的合法权益，维护医疗秩序，保障医疗安全，促进医学科学的发展，制定本条例。

第二条 本条例所称医疗事故，是指医疗机构及其医务人员在医疗活动中，违反医疗卫生管理法律、行政法规、部门规章和诊疗护理规范、常规，过失造成患者人身损害的事故。

第三条 处理医疗事故，应当遵循公开、公平、公正、及时、便民的原则，坚持实事求是的科学态度，做到事实清楚、定性正确、责任明确、处理恰当。

第四条 根据对患者人身造成的损害程度，医疗事故分为四级：

一级医疗事故：造成患者死亡、重度残疾的；

二级医疗事故：造成患者中度残疾、器官组织损伤导致严重功能障碍的；

三级医疗事故：造成患者轻度残疾、器官组织损伤导致一级功能障碍的；

四级医疗事故：造成患者明显人身损害的其他后果的。

具体分级标准由国务院卫生行政部门制定。

第二章 医疗事故的预防与处置

第五条 医疗机构及其医务人员在医疗活动中，必须严格遵守医疗卫生管理法律、行政法规、部门规章和诊疗护理规范、常规，恪守医疗服务职业道德。

第六条 医疗机构应当对其医务人员进行医疗卫生管理法律、行政法规、部门规章和诊疗护理规范、常规的培训和医疗服务职业道德教育。

第七条 医疗机构应当设置医疗服务质量监控部门或者配备专（兼）职人员，具体负责监督本医疗机构的医务人员的医疗服务工作，检查医务人员执业情况，接受患者对医疗服务的投诉，向其提供咨询服务。

第八条 医疗机构应当按照国务院卫生行政部门规定的要求，书写并妥善保管病历资料。

因抢救急危患者，未能及时书写病历的，有关医务人员应当在抢救结束后6小时内据实补记，并加以注明。

第九条 严禁涂改、伪造、隐匿、销毁或者抢夺病历资料。

第十条 患者有权复印或者复制其门诊病历、住院志、体温单、医嘱单、化验单(检验报告)、医学影像检查资料、特殊检查同意书、手术同意书、手术及麻醉记录单、病理资料、护理记录以及国务院卫生行政部门规定的其他病历资料。

患者依照前款规定要求复印或者复制病历资料的，医疗机构应当提供复印或者复制服务并在复印或者复制的病历资料上加盖证明印记。复印或者复制病历资料时，应当有患者在场。

医疗机构应患者的要求，为其复印或者复制病历资料，可以按照规定收取工本费。具体收费标准由省、自治区、直辖市人民政府价格主管部门会同同级卫生行政部门规定。

第十一条 在医疗活动中，医疗机构及其医务人员应当将患者的病情、医疗措施、医疗风险等如实告知患者，及时解答其咨询；但是，应当避免对患者产生不利后果。

第十二条 医疗机构应当制定防范、处理医疗事故的预案，预防医疗事故的发生，减轻医疗事故的损害。

第十三条 医务人员在医疗活动中发生或者发现医疗事故、可能引起医疗事故的医疗过失行为或者发生医疗事故争议的，应当立即向所在科室负责人报告，科室负责人应当及时向本医疗机构负责医疗服务质量监控的部门或者专(兼) 职人员报告；负责医疗服务质量监控的部门或者专(兼)职人员接到报告后，应当立即进行调查、核实，将有关情况如实向本医疗机构的负责人报告，并向患者通报、解释。

第十四条 发生医疗事故的，医疗机构应当按照规定向所在地卫生行政部门报告。

发生下列重大医疗过失行为的，医疗机构应当在12小时内向所在地卫生行政部门报告：

(一) 导致患者死亡或者可能为二级以上的医疗事故；

(二) 导致3人以上人身损害后果；

(三) 国务院卫生行政部门和省、自治区、直辖市人民政府卫生行政部门规定的其他情形。

第十五条 发生或者发现医疗过失行为，医疗机构及其医务人员应当立即采取有效措施，避免或者减轻对患者身体健康的损害，防止损害扩大。

第十六条 发生医疗事故争议时，死亡病例讨论记录、疑难病例讨论记录上、上级医师查房记录、会诊意见、病程记录应当在医患双方在场的情况下封存和启封。封存的病历资料可以是复印件，由医疗机构保管。

第十七条 疑似输液、输血、注射、药物等引起不良后果的，医患双方应当共同对现场实物进行封存和启封，封存的现场实物由医疗机构保管；需要检验的，应当由双方共同指定的、依法具有检验资格的检验机构进行检验；双方无法共同指定时，由卫生行政部门指定。

疑似输血引起不良后果，需要对血液进行封存保留的，医疗机构应当通知提供该血液的采供血机构派员到场。

第十八条 患者死亡，医患双方当事人不能确定死因或者对死因有异的，应当在患者死亡后48小时内进行尸检；具备尸体冻存条件的，可以延长至7日。尸检应当经死者近亲属同意并签字。

尸检应当由按照国家有关规定取得相应资格的机构和病理解剖专业技术人员进行。承担尸检任务的机构和病理解剖专业技术人员有进行尸检的义务。

医疗事故争议双方当事人可以请法医病理学人员参加尸检，也可以委派代表观察尸检过程。拒绝或者拖延尸检，超过规定时间，影响对死因判定的，由拒绝或者拖延的一方承担责任。

第十九条 患者在医疗机构内死亡的，尸体应当立即移放太平间。死者尸体存放时间一般不得超过2周。逾期不处理的尸体，经医疗机构所在地卫生行政部门批准，并报经同级公安部门备案后，由医疗机构按照规定进行处理。

第三章 医疗事故的技术鉴定

第二十条 卫生行政部门接到医疗机构关于重大医疗过失行为的报告或者医疗事故争议当事人要求处理医疗事故争议的申请后，对需要进行医疗事故技术鉴定的，应当交由负责医疗事故技术鉴定工作的医学会组织鉴定；医患双方协商解决医疗事故争议，需要进行医疗事故技术鉴定的，由双方当事人共同委托负责医疗事故技术鉴定工作的医学会组织鉴定。

第二十一条 设区的市级地方医学会和省、自治区、直辖市直接管辖的县(市)地方医学会负责组织首次医疗事故技术鉴定工作。省、自治区、直辖市地方医学会负责组织再次鉴定工作。

必要时，中华医学会可以组织疑难、复杂并在全国有重大影响的医疗事故争议的技术鉴定工作。

第二十二条 当事人对首次医疗事故技术鉴定结论不服的，可以自收到首次鉴定结论之日起15日内向医疗机构所在地卫生行政部门提出再次鉴定的申请。

第二十三条 负责组织医疗事故技术鉴定工作的医学会应当建立专家库。

专家库由具备下列条件的医疗卫生专业技术人员组成：

(一) 有良好的业务素质和执业品德；

(二) 受聘于医疗卫生机构或者医学教学、科研机构并担任相应专业高级技术职务3年以上。

符合前款第(一)项规定条件并具备高级技术任职资格的法医可以受聘进入专家库。

负责组织医疗事故技术鉴定工作的医学会依照本条例规定聘请医疗卫生专业技术人员和法医进入专家库，可以不受行政区域的限制。

第二十四条 医疗事故技术鉴定，由负责组织医疗事故技术鉴定工作的医学会组织专家鉴定组进行。

参加医疗事故技术鉴定的相关专业的专家，由医患双方在医学会主持下从专家库中随机抽取。在特殊情况下，医学会根据医疗事故技术鉴定工作的需要，可以组织医患双方在其他医学会建立的专家库中随机抽取相关专业的专家参加鉴定或者函件咨询。

符合本条例第二十条规定条件的医疗卫生专业技术人员和法医有义务受聘进入专家库，并承担医疗事故技术鉴定工作。

第二十五条 专家鉴定组进行医疗事故技术鉴定，实行合议制。专家鉴定组人数为单数，涉及的主要学科的专家一般不得少于鉴定组成员的二分之一；涉及死因、伤残等级鉴定的，并应当从专家库中随机抽取法医参加专家鉴定组。

第二十六条 专家鉴定组成员有下列情形之一的，应当回避，当事人也可以以口头或者书面的方式申请其回避：

（一）是医疗事故争议当事人或者当事人的近亲属的；

（二）与医疗事故争议有利害关系的；

（三）与医疗事故争议当事人有其他关系，可能影响公正鉴定的。

第二十七条 专家鉴定组依照医疗卫生管理法律、行政法规、部门规章和诊疗护理规范、常规，运用医学科学原理和专业知识，独立进行医疗事故技术鉴定，对医疗事故进行鉴别和判定，为处理医疗事故争议提供医学依据。

任何单位或者个人不得干扰医疗事故技术鉴定工作，不得威胁、利诱、辱骂、殴打专家鉴定组成员。

专家鉴定组成员不得接受双方当事人的财物或者其他利益。

第二十八条 负责组织医疗事故技术鉴定工作的医学会应当自受理医疗事故技术鉴定之日起5日内通知医疗事故争议双方当事人提交进行医疗事故技术鉴定所需的材料。当事人应当自收到医学会的通知之日起10日内提交有关医疗事故技术鉴定的材料、书面陈述及答辩。医疗机构提交的有关医疗事故技术鉴定的材料应当包括下列内容：

（一）住院患者的病程记录、死亡病例讨论记录、疑难病例讨论记录、会诊意见、上级医师查访记录等病历资料原件；

（二）住院患者的住院志、体温单、医嘱单、化验单（检验报告）、医学影像检查资料、特殊检查同意书、手术同意书、手术及麻醉记录单、病理资料、护理记录等病历资料原件；

（三）抢救急危患者，在规定时间内补记的病历资料原件；

（四）封存保留的输液、注射用物品和血液、药物等实物，或者依法具有检验资格的检验机构对这些物品、实物作出的检验报告；

（五）与医疗事故技术鉴定有关的其他材料。

在医疗机构建有病历档案的门诊、急诊患者，其病历资料由医疗机构提供；没有在医疗机构建立病历档案的，由患者提供。

医患双方应当依照本条例的规定提交相关材料。医疗机构无正当理由未依照本条例的规定如实提供相关材料，导致医疗事故技术鉴定不能进行的，应当承担责任。

第二十九条 负责组织医疗事故技术鉴定工作的医学会应当自接到当事人提交的有关医疗事故技术鉴定的材料、书面陈述及答辩之日起45日内组织鉴定并出具医疗事故技术鉴定书。

负责组织医疗事故技术鉴定工作的医学会可以向双方当事人调查取证。

第三十条 专家鉴定组应当认真审查双方当事人提交的材料，听取双方当事人的陈述及答辩并进行核实。

双方当事人应当按照本条例的规定如实提交进行医疗事故技术鉴定所需要的材料，并积极配合调查。当事人任何一方不予配合，影响医疗事故技术鉴定的，由不予配合的一方承担责任。

第三十一条 专家鉴定组应当在事实清楚、证据确凿的基础上，综合分析患者的病情和个体差异，作出鉴定结论，并制作医疗事故技术鉴定书。鉴定结论以专家鉴定组成员的过半数通过。鉴定过程应当如实记载。

医疗事故技术鉴定书应当包括下列主要内容：

（一）双方当事人的基本情况及要求；

（二）当事人提交的材料和负责组织医疗事故技术鉴定工作的医学会的调查材料；

（三）对鉴定过程的说明；

（四）医疗行为是否违反医疗卫生管理法律、行政法规、部门规章和诊疗护理规范、常规；

（五）医疗过失行为与人身损害后果之间是否存在因果关系；

（六）医疗过失行为在医疗事故损害后果中的责任程度；

（七）医疗事故等级；

（八）对医疗事故患者的医疗护理医学建议。

第三十二条 医疗事故技术鉴定办法由国务院卫生行政部门制定。

第三十三条 有下列情形之一的，不属于医疗事故：

（一）在紧急情况下为抢救垂危患者生命而采取紧急医学措施造成不良后果的；

（二）在医疗活动中由于患者病情异常或者患者体质特殊而发生医疗意外的；

（三）在现有医学科学技术条件下，发生无法预料或者不能防范的不良后果的；

（四）无过错输血感染造成不良后果的；

（五）因患方原因延误诊疗导致不良后果的；

（六）因不可抗力造成不良后果的。

第三十四条 医疗事故技术鉴定，可以收取鉴定费用。经鉴定，属于医疗事故的，鉴定费用由医疗机构支付；不属于医疗事故的，鉴定费用由提出医疗事故处理申请的一方支付。鉴定费用标准由省、自治区、直辖市人民政府价格主管部门会同同级财政部门、卫生行政部门规定。

第四章 医疗事故的行政处理与监督

第三十五条 卫生行政部门应当依照本条例和有关法律、行政法规、部门规章的规定，对发生医疗事故的医疗机构和医务人员做出行政处理。

第三十六条 卫生行政部门接到医疗机构关于重大医疗过失行为的报告后，除责令医疗机构及时采取必要的医疗救治措施，防止损害后果扩大外，应当组织调查，判定是否属于医疗事故；对不能判定是否属于医疗事故的，应当依照本条例的有关规定交由负责医疗事故技术鉴定工作的医学会组织鉴定。

第三十七条 发生医疗事故争议，当事人申请卫生行政部门处理的，应当提出书面申请。申请书应当载明申请人的基本情况、有关事实、具体请求及理由等。

当事人自知道或者应当知道其身体健康受到损害之日起 1 年内，可以向卫生行政部门提出医疗事故争议处理申请。

第三十八条 发生医疗事故争议，当事人申请卫生行政部门处理的，由医疗机构所在地的县级人民政府卫生行政部门受理。医疗机构所在地是直辖市的，由医疗机构所在地的区、县人民政府卫生行政部门受理。

有下列情形之一的，县级人民政府卫生行政部门应当自接到医疗机构的报告或者当事人提出医疗事故争议处理申请之日起7日内移送上一级人民政府卫生行政部门处理：

（一）患者死亡；

（二）可能为二级以上的医疗事故；

（三）国务院卫生行政部门和省、自治区、直辖市人民政府卫生行政部门规定的其他情形。

第三十九条 卫生行政部门应当自收到医疗事故争议处理申请之日起10日内进行审查，做出是否受理的决定。对符合本条例规定，予以受理，需要进行医疗事故技术鉴定的，应当自做出受理决定之日起5日内将有关材料交由负责医疗事故技术鉴定工作的医学会组织鉴定并书面通知申请人；对不符合本条例规定，不予受理的，应当书面通知申请人并说明理由。

当事人对首次医疗事故技术鉴定结论有异议，申请再次鉴定的，卫生行政部门应当自收到申请之日起7日内交由省、自治区、直辖市地方医学会组织再次鉴定。

第四十条 当事人既向卫生行政部门提出医疗事故争议处理申请，又向人民法院提起诉讼的，卫生行政部门不予受理；卫生行政部门已经受理的，应当终止处理。

第四十一条 卫生行政部门收到负责组织医疗事故技术鉴定工作的医学会出具的医疗事故技术鉴定书后，应当对参加鉴定的人员资格和专业类别、鉴定程序进行审核；必要时，可以组织调查，听取医疗事故争议双方当事人的意见。

第四十二条 卫生行政部门经审核，对符合本条例规定作出的医疗事故技术鉴定结论，应当作为对发生医疗事故的医疗机构和医务人员作出行政处理以及进行医疗事故赔偿调解的依据；经审核，发现医疗事故技术鉴定不符合本条例规定的，应当要求重新鉴定。

第四十三条 医疗事故争议由双方当事人自行协商解决的，医疗机构应当自协商解决之日起7日内向所在地卫生行政部门作出书面报告，并附具协议书。

第四十四条 医疗事故争议经人民法院调解或者判决解决的，医疗机构应当自收到生效的人民法院的调解书或者判决书之日起7日内向所在地卫生行政部门作出书面报告，并附具调解书或者判决书。

第四十五条 县级以上地方人民政府卫生行政部门应当按照规定逐级将当地发生的医疗事故以及依法对发生医疗事故的医疗机构和医务人员作出行政处理的情况，上报国务院卫生行政部门。

第五章　医疗事故的赔偿

第四十六条 发生医疗事故的赔偿等民事责任争议，医患双方可以协商解决；不愿意协商或者协商不成的，当事人可以向卫生行政部门提出调解申请，也可以直接向人民法院提起民事诉讼。

第四十七条 双方当事人协商解决医疗事故的赔偿等民事责任争议的，应当制作协议书。协议书应当载明双方当事人的基本情况和医疗事故的原因、双方当事人共同认定的医疗事故等级以及协商确定的赔偿数额等，并由双方当事人在协议书上签名。

第四十八条 已确定为医疗事故的，卫生行政部门应医疗事故争议双方当事人请求，可以进行医疗事故赔偿调解。调解时，应当遵循当事人双方自愿原则，并应当依据本条例的规定计算赔偿数额。

经调解，双方当事人就赔偿数额达成协议的，制作调解书，双方当事人应当履行；调解不成或者经调解达成协议后一方反悔的，卫生行政部门不再调解。

第四十九条 医疗事故赔偿，应当考虑下列因素，确定具体赔偿数额：

（一）医疗事故等级；

（二）医疗过失行为在医疗事故损害后果中的责任程度；

（三）医疗事故损害后果与患者原有疾病状况之间的关系不属于医疗事故的，医疗机构不承担赔偿责任。

第五十条 医疗事故赔偿，按照下列项目和标准计算：

（一）医疗费：按照医疗事故对患者造成的人身损害进行治疗所发生的医疗费用计算，凭据支付，但不包括原发病医疗费用。结案后确实需要继续治疗的，按照基本医疗费用支付。

（二）误工费：患者有固定收入的，按照本人因误工减少的固定收入计算，对收入高于医疗事故发生地上一年度职工年平均工资 3 倍以上的，按照 3 倍计算；无固定收入的，按照医疗事故发生地上一年度职工年平均工资计算。

（三）住院伙食补助费：按照医疗事故发生地国家机关一般工作人员的出差伙食补助标准计算。

（四）陪护费：患者住院期间需要专人陪护的，按照医疗事故发生地上一年度职工年平均工资计算。

（五）残疾生活补助费：根据伤残等级，按照医疗事故发生地居民年平均生活费计算，自定残之月起最长赔偿 30 年；但是，60 周岁以上的，不超过 15 年；70 周岁以上的，不超过 5 年。

（六）残疾用具费：因残疾需要配置补偿功能器具的，凭医疗机构证明，按照普及型器具的费用计算。

（七）丧葬费：按照医疗事故发生地规定的丧葬费补助标准计算。

（八）被扶养人生活费：以死者生前或者残疾者丧失劳动能力前实际扶养且没有劳动能力的人为限，按照其户籍所在地或者居所地居民最低生活保障标准计算。对不满 16 周岁的，扶养到 16 周岁。对年满 16 周岁但无劳动能力的，扶养 20 年；但是，60 周岁以上的，不超过 15 年；70 周岁以上的，不超过 5 年。

（九）交通费：按照患者实际必需的交通费用计算，凭据支付。

（十）住宿费：按照医疗事故发生地国家机关一般工作人员的出差住宿补助标准计算，凭据支付。

（十一）精神损害抚慰金：按照医疗事故发生地居民年平均生活费计算。造成患者死亡的，赔偿年限最长不超过 6 年；造成患者残疾的，赔偿年限最长不超过 3 年。

第五十一条 参加医疗事故处理的患者近亲属所需交通费、误工费、住宿费参照本条例第五十条的有关规定计算，计算费用的人数不超过 2 人。

医疗事故造成患者死亡的，参加丧葬活动的患者的配偶和直系亲属所需交通费、误工费、住宿费，参照本条例第五十条的有关规定计算，计算费用的人数不超过 2 人。

第五十二条 医疗事故赔偿费用，实行一次性结算，由承担医疗事故责任的医疗机构支付。

第六章 罚 则

第五十三条 卫生行政部门的工作人员在处理医疗事故过程中违反本条例的规定，利用职务上的便利收受他人财物或者其他利益，滥用职权，玩忽职守，或者发现违法行为不予查处，造成严重后果的，依照刑法关于受贿罪、滥用职权罪、玩忽职守罪或者其他有关罪的规定，依法追究刑事责任；尚不够刑事处罚的，依法给予降级或撤职的行政处分。

第五十四条 卫生行政部门违反本条例的规定，有下列情形之一的，由上级卫生行政部门给予警告并责令限期改正；情节严重的，对负有责任的主管人员和其他直接责任人员依法给予行政处分：

（一）接到医疗机构关于重大医疗过失行为的报告后，未及时组织调查的；

（二）接到医疗事故争议处理申请后，未在规定时间内审查或者移送上一级人民政府卫生行政部门处理的；

（三）未将应当进行医疗事故技术鉴定的重大医疗过失行为或者医疗事故争议移交医学会组织鉴定的；

（四）未按照规定逐级将当地发生的医疗事故以及依法对发生医疗事故的医疗机构和医务人员的行政处理情况上报的；

（五）未依照本条例规定审核医疗事故技术鉴定书的。

第五十五条 医疗机构发生医疗事故的，由卫生行政部门根据医疗事故等级和情节，给予警告；情节严重的，责令限期停业整顿直至由原发证部门吊销执业许可证，对负有责任的医务人员依照刑法关于医疗事故罪的规定，依法追究刑事责任；尚不够刑事处罚的，依法给予行政处分或者纪律处分。

对发生医疗事故的有关医务人员，除依照前款处罚外，卫生行政部门并可以责令暂停 6 个月以上 1 年以下执业活动；情节严重的，吊销其执业证书。

第五十六条 医疗机构违反本条例的规定，有下列情形之一的，由卫生行政部门责令改正；情节严重的，对负有责任的主管人员和其他直接责任人员依法给予行政处分或者纪律处分：

（一）未如实告知患者病情、医疗措施和医疗风险的；

（二）没有正当理由，拒绝为患者提供复印或者复制病历资料服务的；

（三）未按照国务院卫生行政部门规定的要求书写和妥善保管病历资料的；

（四）未在规定时间内补记抢救工作病历内容的；

（五）未按照本条例的规定封存、保管和启封病历资料和实物的；

（六）未设置医疗服务质量监控部门或者配备专（兼）职人员的；

（七）未制定有关医疗事故防范和处理预案的；

（八）未在规定时间内向卫生行政部门报告重大医疗过失行为的；

（九）未按照本条例的规定向卫生行政部门报告医疗事故的；

（十）未按照规定进行尸检和保存、处理尸体的。

第五十七条 参加医疗事故技术鉴定的工作人员违反本条例的规定，接受申请鉴定双方或者一方当事人财物或者其他利益，出具虚假医疗事故技术鉴定书，造成严重后果的，依照刑法关于受贿罪的规定，依法追究刑事责任；尚不够刑事处罚的，由原发证部门吊销其执业证书或者资格证书。

第五十八条 医疗机构或者其他有关机构违反本条例的规定，有下列情形之一的，由卫生行政部门责令改正，给予警告；对负有责任的主管人员和其他直接责任人员依法给予行政处分或者纪律处分；情节严重的，由原发证部门吊销其执业证书或者资格证书：

（一）承担尸检任务的机构没有正当理由，拒绝进行尸检的；

（二）涂改、伪造、隐匿、销毁病历资料的。

第五十九条 以医疗事故为由，寻衅滋事、抢夺病历资料，扰乱医疗机构正常医疗秩序和医疗事故技术鉴定工作，依照刑法关于扰乱社会秩序罪的规定，依法追究刑事责任；尚不够刑事处罚的，依法给予治安管理处罚。

第七章 附 则

第六十条 本条例所称医疗机构，是指依照《医疗机构管理条例》的规定取得《医疗机构执业许可证》的机构。

县级以上城市从事计划生育技术服务的机构依照《计划生育技术服务管理条例》的规定开展与计划生育有关的临床医疗服务，发生的计划生育技术服务事故，依照本条例的有关规定处理；但是，其中不属于医疗机构的县级以下城市从事计划生育技术服务的机构发生的计划生育技术服务事故，由计划生育行政部门行使依照本条例有关规定由卫生行政部门承担的受理、交由负责医疗事故技术鉴定工作的医学会组织鉴定和赔偿调解的职能；对发生计划生育技术服务事故的该机构及其有关责任人员，依法进行处理。

第六十一条 非法行医，造成患者人身损害，不属于医疗事故，触犯刑律的，依法追究刑事责任；有关赔偿，由受害人直接向人民法院提起诉讼。

第六十二条 军队医疗机构的医疗事故处理办法，由中国人民解放军卫生主管部门会同国务院卫生行政部门依据本条例制定。

第六十三条 本条例自 2002 年 9 月 1 日起施行。1987 年 6 月 29 日国务院发布的《医疗事故处理办法》同时废止。本条例施行前已经处理结案的医疗事故争议，不再重新处理。

参 考 文 献

1. 李晓松. 护理概论[M]. 北京：人民卫生出版社，2002.
2. 李晓松. 护理概论[M]. 2 版. 北京：人民卫生出版社，2005.
3. 余剑珍. 护理概论[M]. 2 版. 北京：科学出版社，2008.
4. 李如竹. 护理概论[M]. 南昌：江西科学技术出版社，2003.
5. 李如竹. 护理概论[M]. 2 版. 南昌：江西科学技术出版社，2005.
6. 潘孟昭. 护理学导论[M]. 北京：人民卫生出版社，1999.
7. 潘孟昭. 护理学导论[M]. 2 版. 北京：人民卫生出版社，2005.
8. 李小妹. 护理学导论[M]. 2 版. 北京：人民卫生出版社，2006.
9. 李小妹. 护理学导论[M]. 2 版. 北京：人民卫生出版社，2008.
10. 冯先琼. 护理学导论[M]. 2 版. 北京：人民卫生出版社，2006.
11. 邵阿末. 护理学概论[M]. 北京：科学出版社，2003.
12. 张景龙. 护理学基础[M]. 北京：人民卫生出版社，2000.
13. 姜安丽，石琴. 新编护理学基础[M]. 北京：高等教育出版社，1999.
14. 叶自雯. 整体护理手册[M]. 全国中等卫生学校儿科教研会编印，1997.
15. 丁淑贞. 全国执业护士资格考试分级考点详解与练习[M]. 北京：清华大学出版社，2006.
16. 任志英.《2008 版全国卫生专业技术资格考试》护理专业初级（士）考试复习指导[M]. 北京：北京科学技术出版社，2007.